CARINE BUHMANN THERES BERWEGER

Lebensmittel-Pyramide

Ausgewogen essen

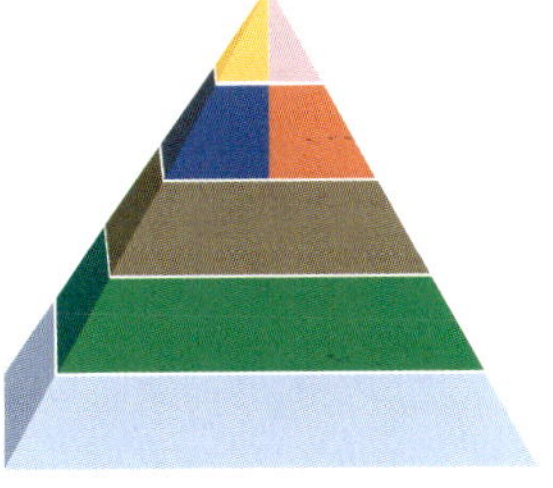

HÄDECKE

Lizenzausgabe für Hädecke Verlag, D-71256 Weil der Stadt

Gestaltung Cover und Inhalt: Dora Eichenberger-Hirter, Birrwil
Fodbilder, Cover und Schmuckbilder: Andreas Thumm, Freiburg i. Br.
Lithos: Neue Schwitter AG, Allschwil
Satz und Digitalvorlagen: Kneuss Print AG, Lenzburg
Printed in Germany, 2001

ISBN 3-7750-0349-5

Inhaltsverzeichnis

Abkürzungen
EL = gestrichener Esslöffel
TL = gestrichener Teelöffel
dl = Dezililter
ml = Milliliter
Msp = Messerspitze

Wo nicht anders vermerkt, sind die Rezepte für **2 Personen** berechnet.

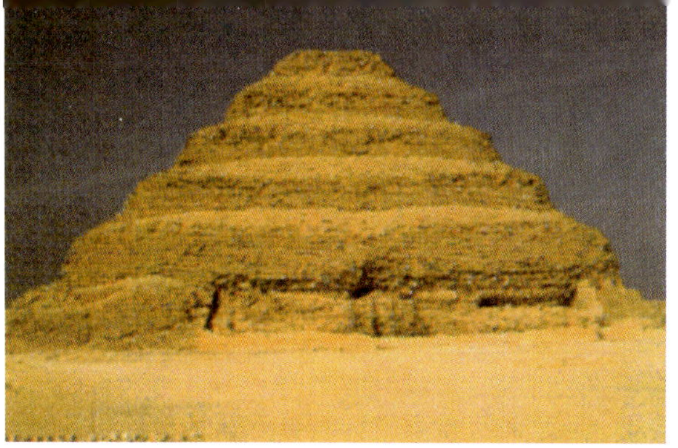

Was haben die alten Ägypter mit der Ernährungspyramide zu tun?

Das steht fest: die alten Ägypter sind die Bauherren der Pyramide. Wer aber dieses hoch interessante, mathematisch ausgeklügelte und präzise Gebilde für die heutigen Ernährungsempfehlungen übernommen hat, konnten wir trotz intensiver Recherchen nicht herausfinden. Aber letztlich spielt es keine Rolle, ob wir amerikanischen oder europäischen Wissenschaftlern die Lebensmittelpyramide zu verdanken haben.

Nichts Neues

Eine einfachere Version einer Pyramide ist bereits vor 15 Jahren verwendet worden, und zwar von ernährungsbewussten Vollwertköstlern und bekennenden «Körnlipickern». Damals standen das Getreide und daraus hergestellte Vollkornprodukte im Mittelpunkt. Man platzierte sie zusammen mit Kartoffeln und Hülsenfrüchten im untersten Feld, d. h. auf der wichtigsten Stufe. Getränke wurden damals nicht berücksichtigt. Die zweite Stufe war für die Gemüse und die Früchte reserviert, gefolgt von den übrigen Lebensmittelgruppen (in gleicher Reihenfolge wie heute). Später entstand daraus vermutlich der Ernährungskreis, welcher die Lebensmittelgruppen – die Getränke inklusive – in unterschiedlich großen Kuchenstücken darstellte. Interessantes Detail: Die Hülsenfrüchte wurden neu in die Gruppe der Gemüse und Früchte aufgenommen, womit sich der Anteil von Getreide und Kartoffeln verkleinerte.

Die Sonderstellung der Hülsenfrüchte

Die Zuordnung der Hülsenfrüchte (Bohnen, Linsen, Erbsen & Co.) scheint nach wie vor schwierig zu sein. Gehören die wichtigen Kohlenhydratlieferanten nun zum Getreide und den Kartoffeln oder zählen sie als wertvolle pflanzliche Eiweißquelle zum tierischen Eiweiß (Eier, Fleisch, Fisch, Käse). In amerikanischen und teilweise auch in deutschen Lebensmittelpyramiden tauchen die Hülsenfrüchte sogar beim Gemüse auf oder man hat sie einfach weggelassen.

Kompliziertes einfach darstellen

Die heute am meisten verwendete Lebensmittelpyramide dürfte eine Weiterentwicklung des Ernährungskreises beziehungsweise eine Rückbesinnung auf die frühere Pyramidenform sein. Mit ihrer abstrakten, präzisen dreidimensionalen Ausrichtung ist sie ein perfektes Modell, um Kompliziertes einfach darzustellen.

Man sieht auf einen Blick die verschiedenen Lebensmittelgruppen im richtigen Verhältnis zueinander. Die Pyramide hat sich nicht nur dank ihrer einfachen und optisch überzeugenden Form innert kürzester Zeit durchgesetzt, sondern auch weil sie sich endlich vom bisherigen rein theoretisch-analytischen Ernährungsdenken abhebt. Vorbei sind die Zeiten der langweiligen Kalorientabellen, von Diätplänen und Nährwertberechnungen. Was uns wirklich interessiert, sind nützliche, kurze Ernährungsinformationen mit praktischen Tipps. Die Pyramide zeigt, was, wieviel und in welchem Verhältnis gegessen werden soll. Der Schlüssel zu einer gesunden Ernährung liegt in der Abwechslung und Ausgewogenheit. Abwechslung bezüglich Verfügbarkeit von Lebensmitteln auf allen Stufen und Ausgewogenheit bezüglich Nährstoffen.

Gemüse und Früchte sind wichtig

Wir haben uns für das Pyramiden-Modell entschieden, bei dem das Gemüse und die Früchte nach den Getränken folgen. Ihre gesundheitsfördernde Wirkung ist auch aus wissenschaftlicher Sicht unbestritten. Selbstverständlich haben auch die Kohlenhydrate in Form von Getreide und daraus hergestellten Produkten sowie die Kartoffeln einen hohen Stellenwert. Es gibt Pyramiden-Modelle, welche das Getreide nach den Getränken auf den zweiten Platz setzen. Wir sind der Meinung, dass die beiden Stufen fast gleichwertig zu behandeln sind. Beide zusammen sollen in jedem Fall über die Hälfte der täglichen Nahrungsmenge ergeben! Ein starkes Fundament ist die beste Gewähr für eine stabile Pyramide. Der hohe Sättigungswert verhindert gleichzeitig, dass von den kleineren Bausteinen wie Fett und Zucker zuviel konsumiert wird. Unser Menüplan wird beiden Modellen gerecht.

Die Pyramide in der Praxis

Um zu zeigen, dass die Pyramide kein leeres Versprechen ist, finden Sie im Buch für einen Tag eine detaillierte Nährstoffberechnung (selbstverständlich basieren alle 14 Tage auf diesen Berechnungen). Wer die Pyramide in die Praxis umsetzen will, braucht sich um die richtige Nährstoffbilanz nicht zu kümmern. Wir geben aber gerne zu, dass die Berechnungen nicht jeden Tag auf das Gramm genau stimmen – denn schließlich sind schmackhafte Gerichte das wichtigere Kriterium als das akribische Zählen von Nährstoffen. Die Bilanz muss aber in jedem Fall über die Woche verteilt stimmen.

Der vorliegende 2-Wochen-Menüplan ist eine nützliche Starthilfe, um die Pyramide kennenzulernen. Schon nach wenigen Tagen werden Sie erfahren, worauf es wirklich ankommt: Größere Portionen Gemüse und Obst, viele sättigende Kohlenhydrate in Form von Getreide/Getreideprodukten und Kartoffeln, ausreichend Milch/Milchprodukte, wenig Fleisch und Eier und sehr wenig Fett und Zucker.

Essen soll Genuss sein, Spaß machen und gelegentliche Ausnahmen erlauben. Überzeugen Sie sich selbst, wie leicht und spielerisch sich gesunde, ausgewogene Ernährung mit der Pyramide umsetzen lässt und Ihnen so mehr Lebensfreude und Wohlbefinden schenkt.

Carine Buhmann
Theres Berweger

Welchen Stellenwert hat das Essen?

Das Essen hat primär die Funktion, unseren Hunger zu stillen und die Körperfunktionen aufrecht zu halten. Auch bezüglich Gesundheit, Fitness und Schönheit spielt die Ernährung eine wichtige Rolle. Und vergessen wir die soziale Funktion nicht. Bei einem feinen Essen kann man alte Freundschaften pflegen und neue Freundschaften knüpfen. Essen kann auch Geborgenheit geben und das Gefühl der Zusammengehörigkeit vermitteln.

Essen hat viel mit Aussehen, Genuss, Geruch, Geschmack und Temperatur, aber auch mit Sinnlichkeit und Körpersignalen zu tun. Eine Mahlzeit kann anregend, besänftigend und ausgleichend auf Körper, Seele und Geist wirken!

Wer die Mahlzeiten zudem in Ruhe genießt, unterstützt den Organismus in der Verdauung.

Mit einer abwechslungsreichen Ernährung nach den Richtlinien der Pyramide fördern wir die Gesundheit, wir gewinnen mehr Lebensfreude und sind auch zufriedener.

Was essen wir wirklich?

Es lohnt sich, das eigene Essverhalten zu überprüfen. Denn nur eine stabile Pyramide erhält die Gesundheit. Wenn einzelne Lebensmittelgruppen zu viel oder zu wenig berücksichtigt werden, beginnt die Pyramide zu wackeln.

Wir essen generell zu viel verstecktes Fett und zu viel versteckten Zucker, zu viel Fleisch, Gebäck und Snacks und allgemein zu viele verarbeitete (raffinierte) Nahrungsmittel. Dem gegenüber steht ein Defizit an Gemüse und Früchten und ungesüßten Getränken. Das führt zu einem Ungleichgewicht.

Wenn Sie die Portionen der einzelnen Lebensmittel der Pyramide anpassen, werden Sie schon nach kurzer Zeit erleben, dass Sie sich besser und vitaler fühlen.

- Eine gesunde, ausgewogene Ernährung kann Schritt für Schritt erlernt und in den Alltag integriert werden.
- Gesundes, ausgewogenes Essen ist weder kompliziert noch zeitaufwändig.
- Eine gesunde Ernährung ist abwechslungsreich und dazu preisgünstig.

Die Lebensmittel-Pyramide

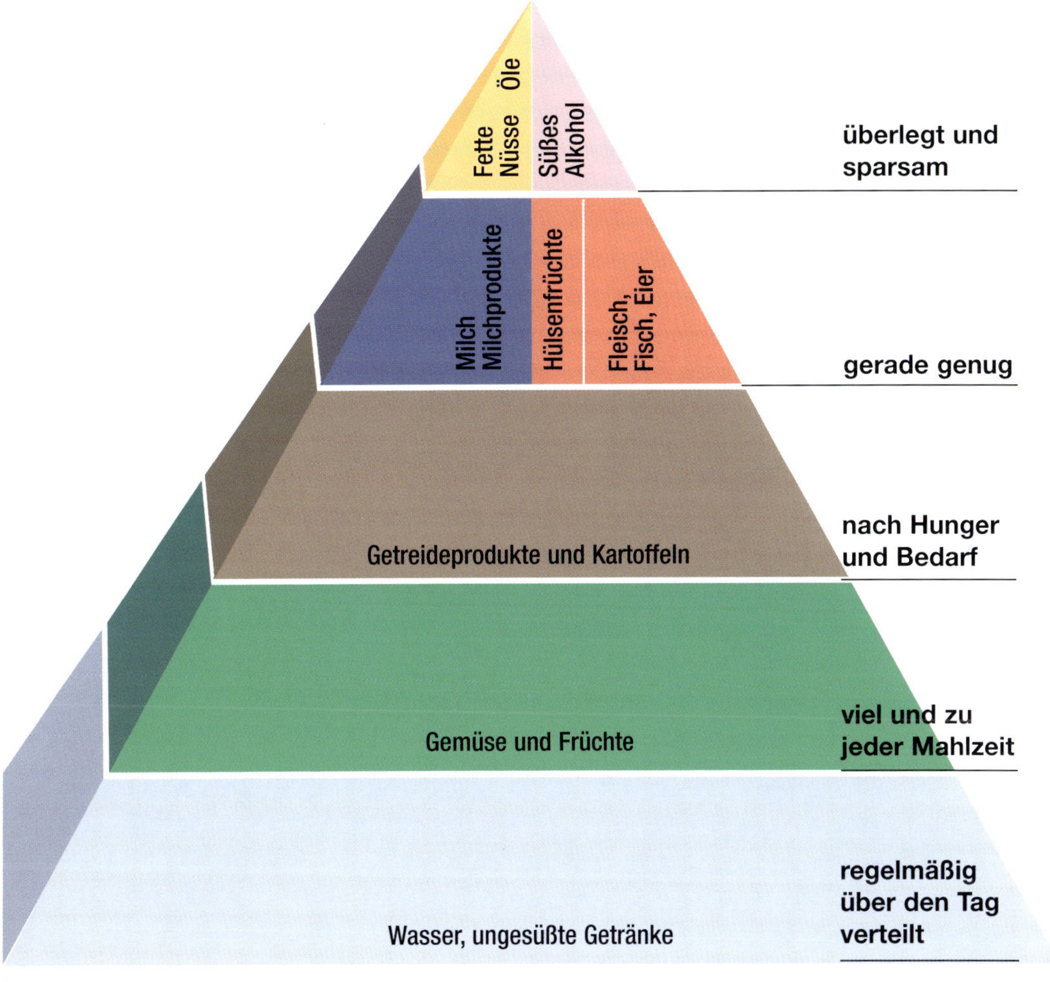

Mit einer guten Basis fühlen Sie sich wohl, leistungsfähig, fit und gesund!

Die einfache Art, gesund zu bleiben

Was essen? Einen Apfel, eine Karotte, ein Brötchen, ein paar Chips oder einen Schokoriegel? Die Auswahl in den Lebensmittelregalen, im Restaurant und auch in unserem Kühlschrank ist so groß, dass wir immer wieder vor der Entscheidung stehen: was sollen wir wählen und nach welchen Kriterien? Gibt es überhaupt eine Zauberformel oder eine Entscheidungshilfe, um den Speisezettel optimal zusammenzustellen?

Die Nahrungsmittelpyramide zeigt auf einen Blick,

▲ dass eine abwechslungsreiche und vielseitige Ernährung sehr wichtig ist.

▲ was wir essen sollen.

▲ dass neben der Wahl des Lebensmittels auch die Menge entscheidend ist.

▲ welche Lebensmittel als gesund und welche als weniger gesund einzustufen sind.

▲ welche Lebensmittel zusammengehören. Mit dieser Einteilung können wir eine ausgewogene, harmonische Mahlzeit zusammenstellen.

▲ welche Kombinationen möglich sind.

▲ wieviel von den einzelnen Gruppen gegessen werden darf. Je weiter unten ein Lebensmittel in der Pyramide steht, desto mehr darf man davon essen .

▲ wie groß die Portionen sein müssen.

Die Kombination von naturbelassenen Lebensmitteln und der Pyramide hat zusätzliche Vorteile:

▲ Es werden ausnahmslos Frischprodukte verwendet.

▲ Die Mahlzeiten sind reich an verdauungsfördernden Nahrungsfasern.

▲ Unverarbeitete (naturbelassene) Lebensmittel haben einen größeren Nährstoffgehalt.

▲ Die in den Tagesplänen enthaltenen Lebensmittel führen – trotz höherem Nährstoffgehalt – nicht zu Übergewicht!

▲ Die Mahlzeiten sättigen länger und lassen kein Hungergefühl aufkommen.

▲ Fleisch, Fisch und Eier werden eher sparsam eingesetzt, was dem wachsenden Bedürfnis einer vegetarischen Ernährung entgegenkommt.

Die Nahrungsmittelgruppen

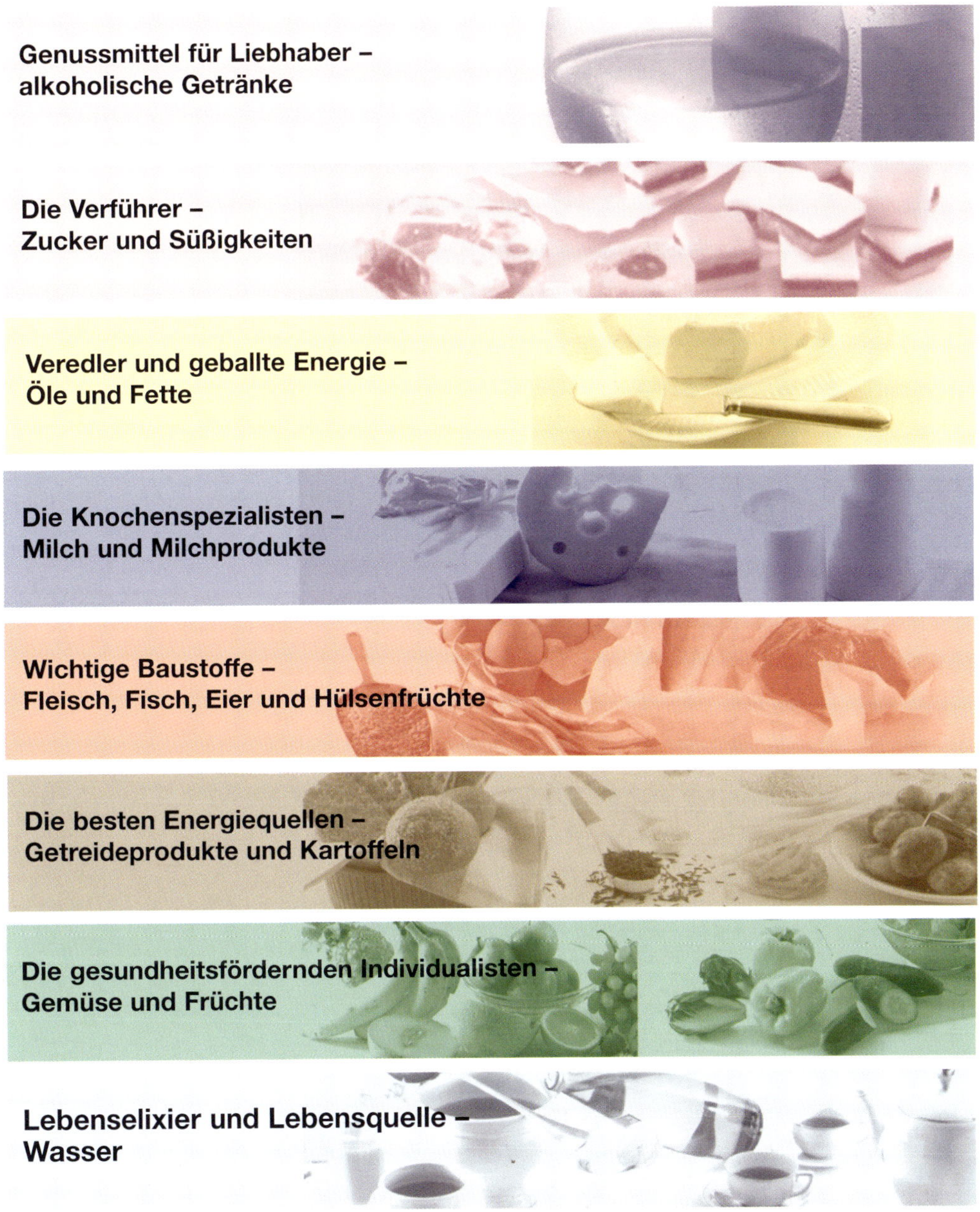
Genussmittel für Liebhaber –
alkoholische Getränke
Die Verführer –
Zucker und Süßigkeiten
Veredler und geballte Energie –
Öle und Fette
Die Knochenspezialisten –
Milch und Milchprodukte
Wichtige Baustoffe –
Fleisch, Fisch, Eier und Hülsenfrüchte
Die besten Energiequellen –
Getreideprodukte und Kartoffeln
Die gesundheitsfördernden Individualisten –
Gemüse und Früchte
Lebenselixier und Lebensquelle –
Wasser

Lebenselixier und Lebensquelle – Wasser

Obwohl Wasser keine Energie liefert und auch wenig andere Nährstoffe enthält, ist es lebensnotwendig. Unser Körper braucht täglich 2 Liter Flüssigkeit. Den Bedarf decken wir einesteils durch Getränke und andernteils durch die in Frischprodukten wie Gemüse und Früchte enthaltene Flüssigkeit. Ein Mangel führt zu Leistungsabfall, Müdigkeit, Schwindel und Konzentrationsschwäche. Wasser stärkt uns, hilft uns entspannen und harmonisiert die Körperfunktionen.

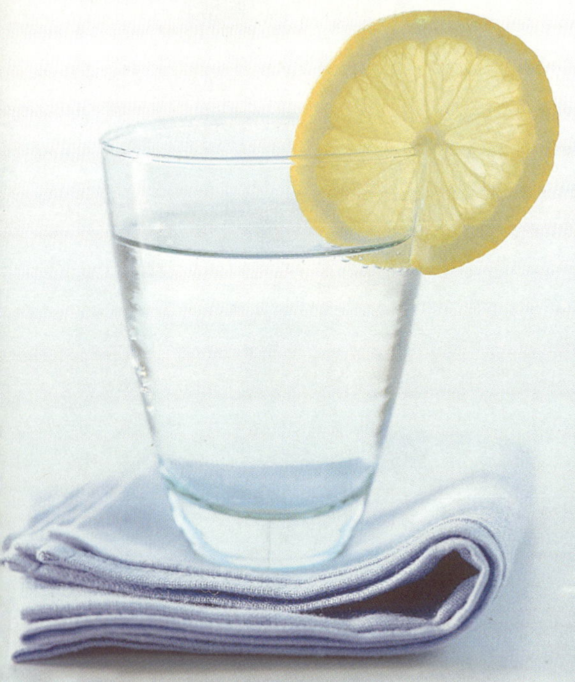

Die wichtigsten Aufgaben von Wasser

▲ **Bausubstanz** für Körperzellen, Zwischenräume und Körperflüssigkeit.

▲ **Lösungsmittel** für den Ablauf von Reaktionen.

▲ **Transportmittel** für gelöste Nährstoffe über das Blut und die Lymphe zu den Körperzellen und für Ausscheidungsprodukte über Nieren, Darm und Haut.

▲ Regulierung der **Körpertemperatur** über die Schweißabsonderung.

Die gesunden Wasserlieferanten

Trinkwasser
Unser Trinkwasser ist in der Regel von ausgezeichneter Qualität und kann ohne Bedenken getrunken oder zur Herstellung von Tee verwendet werden.

Ungesüßter Kräutertee
Er enthält die spezifischen Wirkstoffe der einzelnen Pflanzen. Da die in den Kräutern enthaltenen Wirkstoffe basenüberschüssig sind, sind sie in der Lage, Säure zu neutralisieren und den Organismus bei der Entschlackung zu unterstützen.

Mineralwasser
Mineralwasser stammt aus unterirdischen und vor Verunreinigung geschützten Quellen. Es enthält je nach Region/Ort unterschiedliche Mineralstoffe in unterschiedlicher Konzentration, die unserer Gesundheit förderlich sind. Ein Vergleich der Deklaration auf der Etikette lohnt sich. Empfehlenswert ist kalzium- und magnesiumreiches sowie nitratarmes Mineralwasser.

Frucht- und Gemüsesäfte
Frisch gepresster Frucht- und Gemüsesaft enthält die wertvollen Inhaltsstoffe des jeweiligen Frischproduktes. Säfte können eine Mahlzeit ideal ergänzen oder eine zusätzliche Vitamin- und Mineralstoffquelle darstellen. Stets mit Wasser verdünnen (1:1).

Für unsere Ernährung von Bedeutung

Der Organismus kann nur geringe Mengen Wasser speichern. Das Trinken auf Vorrat bringt nichts. Ohne Flüssigkeit können wir nur wenige Tage überleben.

Zu große Mengen Flüssigkeit aufs Mal belasten Magen, Herz und Nieren. Darum: langsam und maßvoll trinken. Eiskalte Getränke meiden.

Bei zu geringer Flüssigkeitszufuhr wird die Saftabsonderung der Verdauungsdrüsen erschwert. Die Mahlzeit deshalb stets mit einem Getränk, mit einer Suppe oder einem Salat beginnen.

Täglich 35 ml Flüssigkeit pro Kilogramm Körpergewicht. Aber mindestens 1 1/2 Liter.

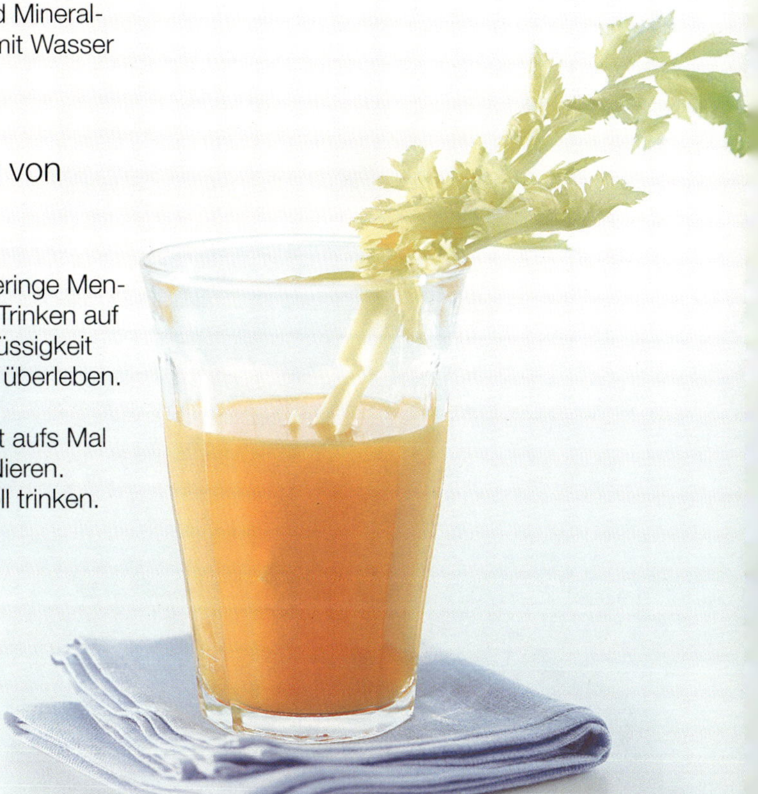

Die gesundheitsfördernden Individualisten – Gemüse und Früchte

Die Auswahl an Früchten und Gemüsen ist enorm groß. Nutzen wir also diese Vielfalt, zum Wohle unserer Gesundheit. Früchte und Gemüse sind reich an Vitaminen und Mineralstoffen und sekundären Pflanzenwirkstoffen. Zudem enthalten sie sättigende Nahrungsfasern, reichlich Flüssigkeit und wenig Kalorien.

Die wichtigsten Aufgaben und die Inhaltsstoffe von Gemüse und Früchten

- **Lieferant vieler Nährstoffe** und gleichzeitig von **wenig Energie** (hohe Nährstoffdichte).
- **Reich an Schutzstoffen,** die eine gesundheitsfördernde Wirkung haben.
- **Reich an lebenswichtigen Vitaminen und Mineralstoffen.** Schon kleinste Mengen reichen aus, um die Stoffwechselvorgänge in unserem Organismus zu steuern. So hat unter anderem jedes Vitamin seine spezifische Aufgabe, sei es, dass es an der Knochenbildung beteiligt ist, zur Stärkung der Sehkraft beiträgt oder das Abwehrsystem unterstützt. Ein Mangel führt zu Krankheit.
- **Wichtiger Ballaststofflieferant**. Ballaststoffe sättigen optimal, vor allem in Form von Rohkost.

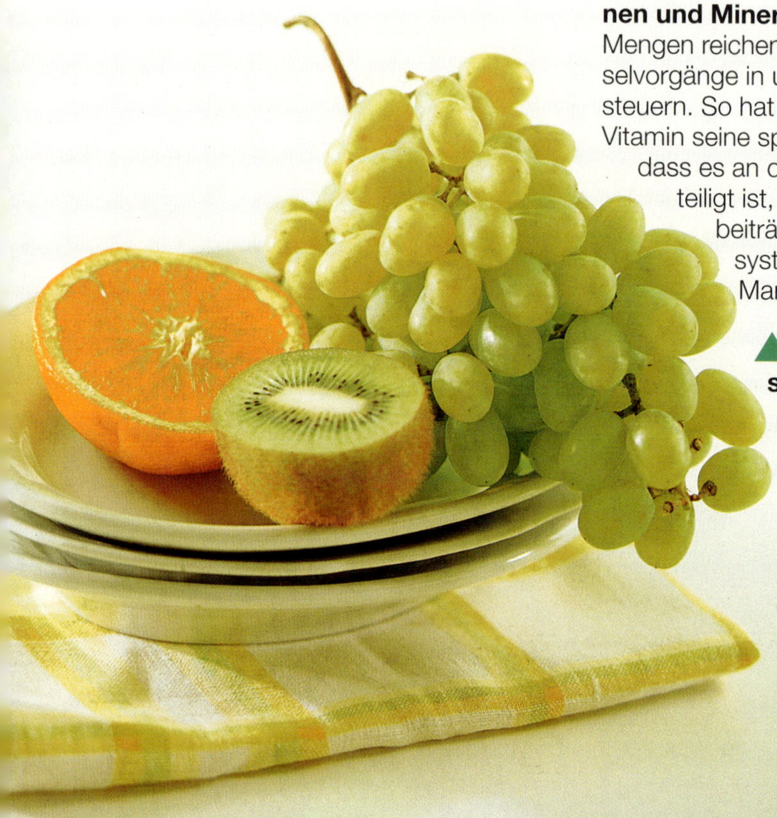

Die gesunden Vitalstofflieferanten

Gemüse
Produkte aus kontrolliert biologischem Anbau bevorzugen. Untersuchungen haben gezeigt, dass sie im Vergleich zu Gemüse aus konventionellem Anbau mehr von den wertvollen Inhalts- und Geschmacksstoffen enthalten. Saisonprodukte aus einheimischen Kulturen sind preisgünstig und garantieren optimale Frische.

Früchte
Produkte aus kontrolliert biologischem Anbau bevorzugen. Siehe Gemüse. Am aromatischsten und gleichzeitig am vitalstoffreichsten sind sonnengereifte Früchte aus einheimischen Kulturen.

Kräuter
Enthalten die unterschiedlichsten Aroma- und Duftstoffe, die über die Geschmacksnerven die Verdauung anregen. Kräuter sind ein ideales Würzmittel und helfen, das Salz zu reduzieren oder zu ersetzen.

Frucht- und Gemüsesäfte
Aus reifen Früchten und reifem Gemüse gepresst. Bio-Produkte bevorzugen; siehe Gemüse. Die im Ausgangsprodukt enthaltenen Nährstoffe bleiben weitgehend erhalten. Konzentriertes, flüssiges Nahrungsmittel. Als Getränk/Durstlöscher stets mit Wasser verdünnen.

Für unsere Ernährung von Bedeutung

Früchte und Gemüse stärken unseren Organismus und machen ihn widerstandsfähig gegen Krankheiten. Auf nährstoffschonende Zubereitung achten.

Täglich 3 bis 4 Portionen Gemüse.
Täglich 2 bis 3 Portionen Früchte.

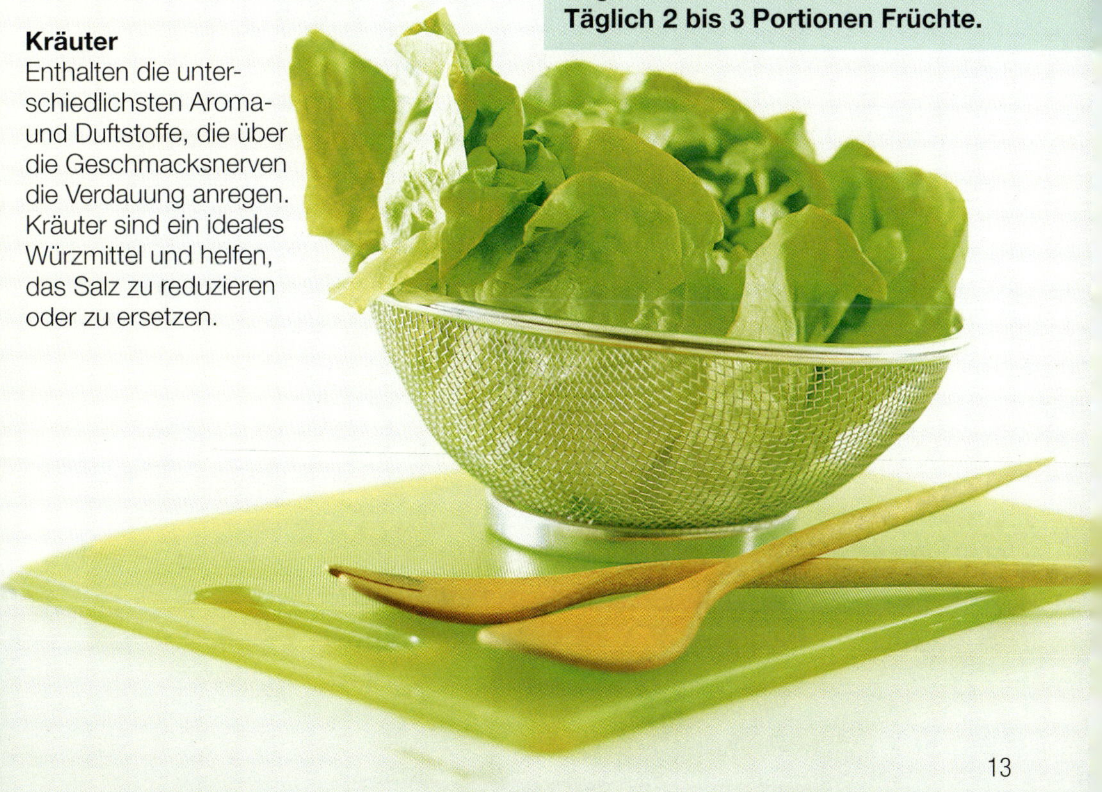

Die besten Energiequellen – Getreideprodukte und Kartoffeln

Mit 110 bis 130 g pro Tag ist das Gehirn der größte Verbraucher von Glucose (Traubenzucker). Für die Energiegewinnung werden hauptsächlich Getreideprodukte und Kartoffeln benötigt. Sie sind reich an Kohlenhydraten in Form von Stärke, welche durch Verbrennung langsam in Glucose abgebaut und in nutzbare Energie umgewandelt wird.

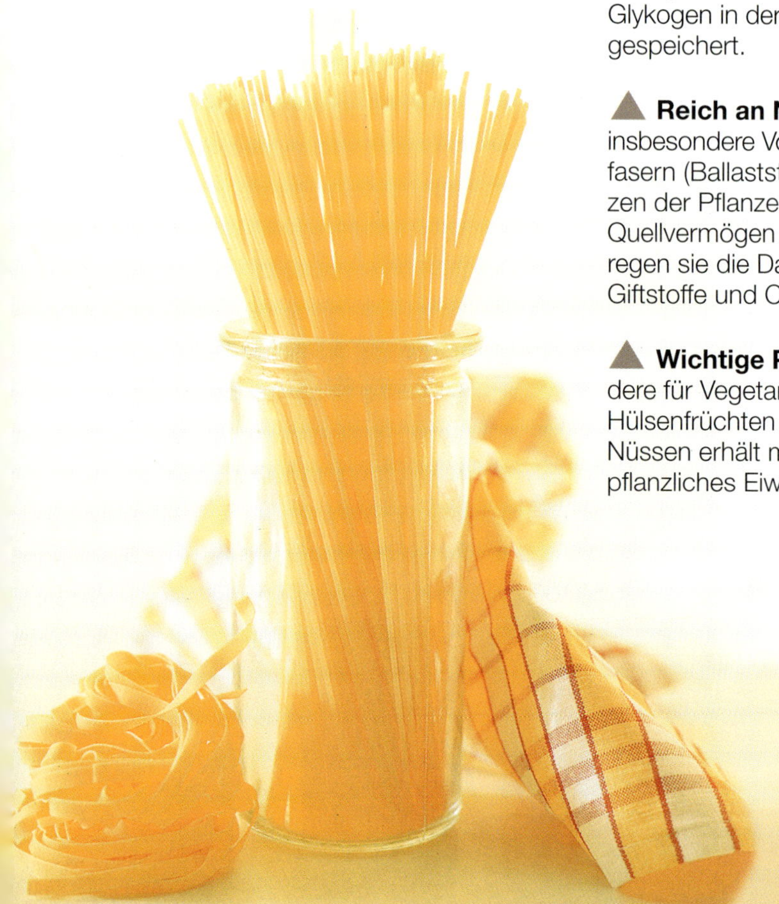

Die wichtigsten Aufgaben von Getreideprodukten und Kartoffeln

▲ **Hochwertige Energie.** Leicht verdaulich, bekömmlich, preisgünstig.

▲ **Schneller Brennstoff.** Nicht benötigte Kohlenhydrate werden als rasch verfügbare Energiereserven in Form von Glykogen in der Leber und in den Muskeln gespeichert.

▲ **Reich an Nahrungsfasern** sind insbesondere Vollkornprodukte. Nahrungsfasern (Ballaststoffe) sind Gerüstsubstanzen der Pflanze. Sie tragen mit ihrem Quellvermögen zur Sättigung bei, zudem regen sie die Darmtätigkeit an und binden Giftstoffe und Cholesterin im Darm.

▲ **Wichtige Proteinquelle**, insbesondere für Vegetarier. In Kombination mit Hülsenfrüchten (Linsen, Bohnen usw.) und Nüssen erhält man ein hochwertiges pflanzliches Eiweiß.

Die gesunden Lieferanten von Kohlenhydraten

Naturbelassene Getreideprodukte
Die Randschichten sind reich an wertvollen Nährstoffen (Vitamine, Mineralstoffe, Nahrungsfasern, hochwertiges, leicht verdauliches Fett). Vollkornprodukte sättigen zudem besser und länger. Vermehrt Vollkorngetreide und daraus hergestellte Produkte wie Flocken, Teigwaren, Brot und Backwaren verzehren.

Zur Gruppe der Getreide zählen Gerste, Hafer, Hirse, Mais, Reis, Roggen, Weizen und Dinkel. Buchweizen, Wildreis sowie Amaranth und Quinoa zählen aufgrund ihrer ähnlichen Nährstoffzusammensetzung und Zubereitungsart ebenfalls dazu.

Die vielseitige Kartoffel
Die Knolle ist reich an Vitamin C sowie A, B_1, B_2 und B_6. Eines der kaliumreichsten Nahrungsmittel. Der Eiweißanteil ist gering, aber von hoher Qualität.

Für unsere Ernährung von Bedeutung

Zucker
Süßer Geschmack. Schnelle und rasch aufgebrauchte Energiequelle. Wird ohne große Verdauungsarbeit ins Blut aufgenommen.

Stärke
Neutraler Geschmack. Langsamer, kontinuierlicher Energielieferant. Stärke wird in Glucose zerlegt; nur in dieser Form kann sie ins Blut aufgenommen werden.

Nahrungsfasern
Sie sind wie Stärke ein Vielfachzucker, aber anders verknüpft. Der Organismus kann diese Verbindungen nicht aufspalten. Nahrungsfasern sind deshalb unverdaulich, sie haben aber einen günstigen Einfluss auf unsere Verdauung.

Täglich mindestens 3 Portionen.

Tipps
Jugendliche, Schwerarbeiter und Sportler können die Kohlenhydratmenge nach Bedarf erhöhen!

Mais, Reis, Hirse, Buchweizen und Kartoffeln sind glutenfrei und deshalb auch bei Zöliakie geeignet.

Bei Übergewicht ist nebst der Fett- auch die Kohlenhydratmenge zu reduzieren! Sie sollte aber 50 g nicht unterschreiten.

Ein kleiner Schokoladenriegel nach dem Essen ist als Abrundung einer gesunden, ausgewogenen Mahlzeit gelegentlich erlaubt.

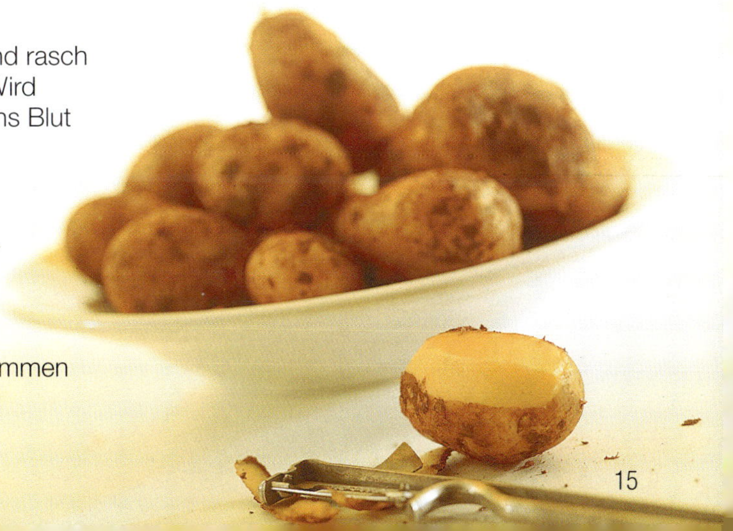

Wichtiger Baustoff – Fleisch, Fisch, Eier und Hülsenfrüchte

Eiweiße oder Proteine sind Grundbausteine. Gute Lieferanten sind tierische Produkte sowie Hülsenfrüchte. Fleisch & Co. müssen keinesfalls jeden Tag auf unserem Speisezettel stehen.

Die wichtigsten Aufgaben

▲ Das Eiweiß ist ein unentbehrlicher **Baustoff** (Nährstoff), der zum Aufbau der Zellen benötigt wird.

▲ Die eiweißreichen Lebensmittel werden auch für die **Energiegewinnung** genutzt, wenn die Nahrung zu wenig Kohlenhydrate enthält.

Die wichtigsten Eiweißlieferanten

Fleisch
Hochwertiger Eiweißlieferant und zudem reich an Eisen, Zink und Vitamin B_{12}. Negativ ins Gewicht fallen Fett, Cholesterin und Purin. Ein hoher Fleischkonsum führt längerfristig zu Stoffwechselproblemen.

Fisch
Liefert leicht verdauliches Eiweiß und wenig Fett. Meeresfische enthalten zusätzlich natürliches Jod. Fettreiche Fische sind gute Lieferanten von wertvollen Fettsäuren, die erhöhte Blutfettwerte senken und vor Herzkrankheiten schützen können.

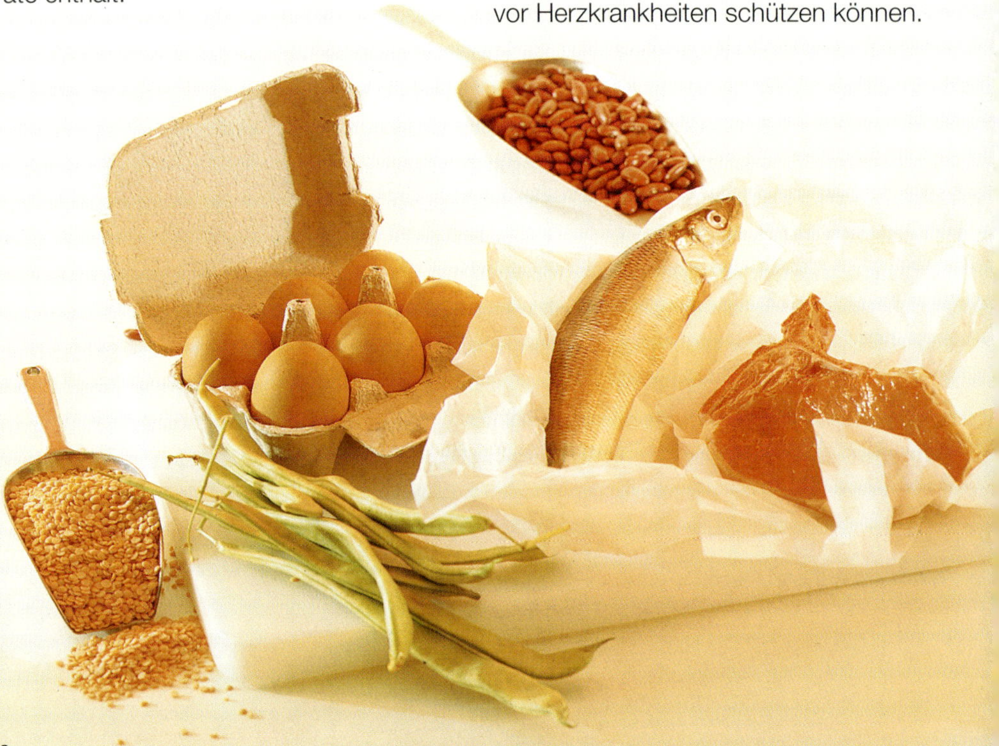

Eier
Eiweiß- und nährstoffreich, zudem preiswert. Sie enthalten aber viel Cholesterin. Eier sind in versteckter Form in vielen Produkten enthalten, z. B. in Backwaren, Teigwaren, Fertigprodukten. Freilandeier bevorzugen.

Hülsenfrüchte
Ausgezeichnete Eiweißquelle. In Kombination mit Getreide oder Nüssen ergeben sie ein hochwertiges Eiweiß. Hülsenfrüchte sind reich an Nahrungsfasern und enthalten zahlreiche Vitamine und Mineralstoffe. Ihr Fettgehalt ist mit Ausnahme der Sojabohne gering. Im Vergleich mit tierischen Lebensmitteln sind Linsen, Bohnen, Erbsen u. a. äußerst preisgünstig und rund 1 Jahr haltbar. Aus der Sojabohne werden hochwertige Produkte wie Tofu, Sojamilch, Miso oder Sojasauce hergestellt.

Für unsere Ernährung von Bedeutung

Möglichst wenig tierisches Eiweiß konsumieren. Wer bewusst auf Fleisch, Fisch und Eier verzichtet, wird keinen Mangel erleiden, wenn die tägliche Ernährung Milch und Milchprodukte enthält. Eine streng vegetarische Ernährung ist für gesunde Erwachsene möglich, bedingt aber gute Kenntnisse über ergänzende Kombinationen von pflanzlichen Lebensmitteln. Ein maßvoller Verzehr von Eiern, Fisch und Fleisch ist aus gesundheitlicher Sicht unbedenklich. Milch ist ein ebenso guter Eiweißlieferant wie Fleisch, enthält aber kein Purin und wenig Cholesterin.

Vitamin B_{12} kommt nur in tierischen Nahrungsmitteln vor, u. a. auch in Milchprodukten. Mangelerscheinungen treten oft erst nach Jahren auf.

Viele proteinreiche Nahrungsmittel enthalten auch viel Fett.

Fettarme Fleischsorten und fettarme Fleischprodukte wie Geflügel oder Trockenfleisch bevorzugen. Wurstwaren nur gelegentlich essen! Sie sind wahre Fettbomben.

Wöchentlich
1 Portion Fleisch
1 Portion Fisch
2 Eier
50 g Hülsenfrüchte
150 g Tofu

Die Knochenspezialisten – Milch und Milchprodukte

Milch ist für den Menschen von Natur aus eine wichtige Nahrungsquelle. Ihre Zusammensetzung erfüllt die Bedürfnisse des Kleinkindes in den ersten Lebensmonaten. Die Milch verliert nach dem Säuglingsalter an Bedeutung, sie bleibt aber auch im Wachstums- und Erwachsenenalter ein wertvoller Nährstofflieferant. Milch und flüssige Milchprodukte sind keine Durstlöscher, sondern Nahrungsmittel.

Die wichtigsten Aufgaben der Milch und der Milchprodukte

▲ **Eiweißlieferant.** Fördert das Wachstum im Kindes- und Jugendalter.

▲ **Milchzucker**, ein schwach süßer Zucker, unterstützt die Aufnahme von vielen Nährstoffen im Dickdarm, insbesondere von Vitamin D.

▲ **Kalzium** ist wichtig für die Knochen und für die Zähne. Wird mit Hilfe des Vitamins D sehr gut in die Knochen und in die Zähne eingelagert.

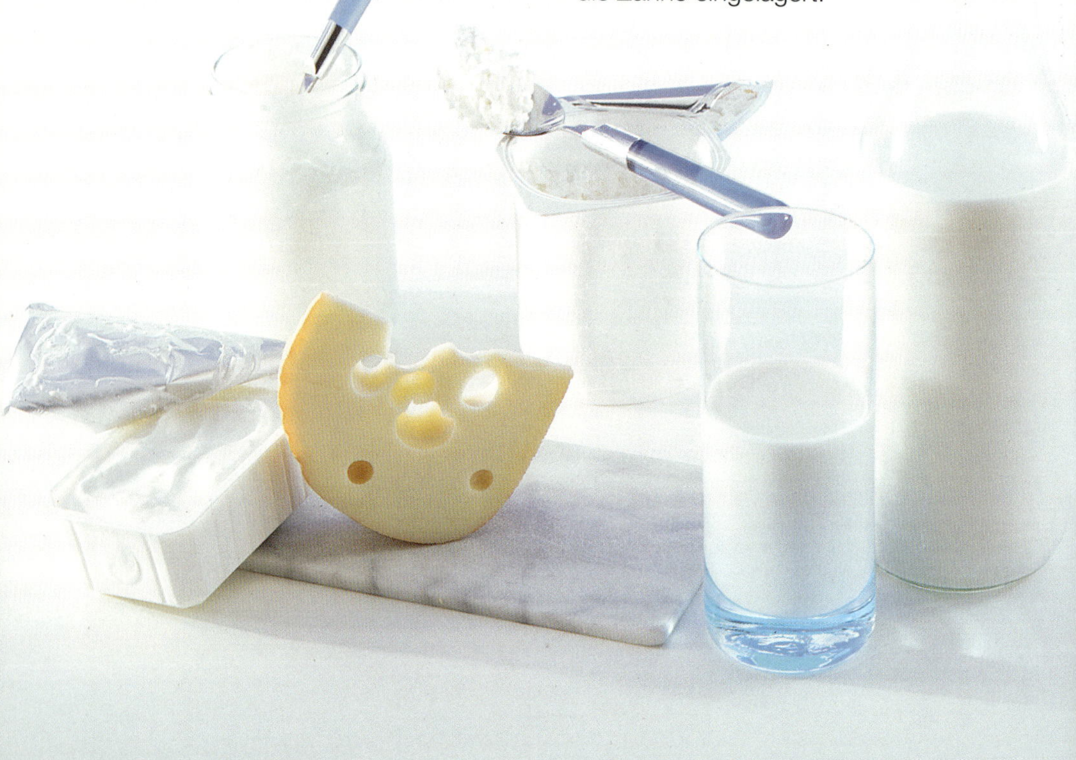

Die gesunde Milch und die gesunden Milchprodukte

Milcherzeugnisse sollten aus ökologischer Landwirtschaft kommen und keinesfalls Zusätze enthalten!

Vorzugs- und Rohmilch
Strenge Produktionsvorschriften und Hygienekontrollen. Voller Nährstoffgehalt. Leicht verdaulich.

Pasteurisierte Vollmilch (Pastmilch)
Nährstoffschonendste Methode zur Haltbarmachung von Milch. Empfehlenswert.

Sauermilchprodukte
Sauermilch, Jogurt, Kefir und andere gesäuerte Milchprodukte. Werden mit speziellen Bakterien geimpft und sind dadurch besonders gut verträglich und leicht verdaulich.

Vollmilchquark
Spezielle Sorte von «Frischkäse». Enthält viel leicht verdauliches und preisgünstiges Eiweiß. Fettgehalt gleich wie bei Vollmilch.

Buttermilch
Fällt bei der Herstellung von Butter an (Flüssigkeit). Der Name ist irreführend, denn Buttermilch enthält kaum Fett, ist aber reich an hochwertigem Eiweiß sowie Vitaminen und Mineralstoffen.

Weniger empfehlenswerte Milchprodukte

Uperisierte (ultrahocherhitzte) **Milch** ist während längerer Zeit ungekühlt haltbar. Durch den Erhitzungsprozess gehen wertvolle Nährstoffe verloren.

Sterilisierte Milch wird durch die Erhitzung keimfrei gemacht. Lange haltbar. Hoher Verlust wertvoller Nährstoffe.

Kondensmilch, **Milchpulver** und **Schmelzkäse** sind stark verarbeitete Produkte. Hoher Verlust wertvoller Nährstoffe.

Gezuckerte Milchprodukte und **Milchmischgetränke mit Zusätzen** sind sehr beliebt und allgemein im Trend. Sie liefern oft viel Energie, außer sie sind künstlich gesüßt und fettreduziert. Der fehlende Geschmack wird mit künstlichen Aromen kompensiert. Farbstoffe und andere Zusatzstoffe machen diese trendigen Milchmischgetränke farblich und geschmacklich attraktiv.

Für unsere Ernährung von Bedeutung

Vollmilch und daraus **hergestellte Produkte** liefern ausreichend Eiweiß, Kalzium und fettlösliche Vitamine wie A und D.

Fettreduzierte Milchprodukte sind ideal für Menschen, die zu Übergewicht neigen. **Magerquark** und **Blanc battu** sind beliebte Milchprodukte, weil sie kein Fett enthalten, dafür hochwertiges Eiweiß. In **Sauermilchprodukten** ist der Milchzucker durch die Fermentation teilweise abgebaut. Die dadurch entstehende Milchsäure und die entsprechenden Bakterien beeinflussen die Darmflora positiv.

Täglich 2 bis 3 Portionen.

Veredler und geballte Energie – Öle und Fette

Fett jeglicher Art verfeinert nicht nur die Speisen, es macht sie auch aromatischer. Und dies verführt nicht selten zum Essen über den Hunger hinaus.

Die wichtigsten Aufgaben von Öl und Fett

▲ Fett liefert Energie, und zwar doppelt soviel wie zum Beispiel Kohlenhydrate. Bei guter Verträglichkeit ist es ein wertvoller Nährstoff und ein Nahrungsmittel mit hohem Sättigungsgrad.

▲ Überschüssiges Fett (auch Kohlenhydrate) wird als Energiereserve in Form von Körperfett im Organismus eingelagert. Zu große Fettdepots (Übergewicht) belasten Herz und Kreislauf. Ein kleines Fettpolster ist auf der anderen Seite ein guter Wärmeschutz und es schützt die Organe, z. B. die Nieren, gegen Druck und Stoß.

▲ Die Vitamine A, Pro-Vitamin A, D, E und K sind nur in Fett löslich und können einzig in dieser Form vom Körper aufgenommen werden.

Die gesunden Fettlieferanten

Pflanzliches Öl
Bei Zimmertemperatur flüssig. Reich an Aromastoffen und ungesättigten Fettsäuren. Leichter verdaulich und bekömmlicher als tierisches Fett. Auch Nüsse und Samen liefern hochwertiges Öl.

Butter
Aus Milch hergestelltes Naturprodukt. Besitzt ein ausgewogenes Verhältnis unterschiedlicher Fettsäuren, die teilweise leicht verdaulich sind. Butter ist ein guter Aromaträger und verfeinert die Speisen.

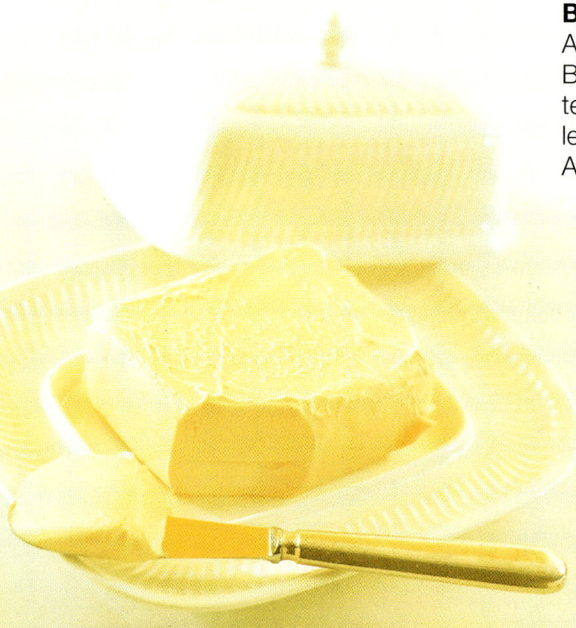

Die weniger empfehlenswerten Fettlieferanten

Tierisches Fett
Bei Zimmertemperatur fest. Schwerer verdaulich. Reich an gesättigten (unerwünschten) Fettsäuren. Erhöht die Cholesterinwerte und begünstigt so das Risiko von Herz-Kreislauf-Krankheiten.

Für unsere Ernährung von Bedeutung

Ungesättigte Fettsäuren, auch essentielle Fettsäuren genannt, sind für den Menschen lebensnotwendig. Sie gehen im Körper mit den Eiweißstoffen günstige Verbindungen ein und sind für einen guten Stoffwechsel mitverantwortlich. Siehe auch «pflanzliches Öl».

Gesättigte Fettsäuren: siehe tierisches Fett.

Sichtbares Öl und Fett kann problemlos dosiert werden. Anders bei verstecktem Fett. Beim Kauf von Gebäck, Wurstwaren, Saucen und vollfetten Milchprodukten sollte man bezüglich Fett sehr kritisch sein. Überflüssige Pfunde wird man leider nicht so schnell wieder los. Heute wird allgemein zu viel Fett gegessen!

Täglich
10 g kalt gepresstes Öl
10 g Bratfett
10 g Streichfett

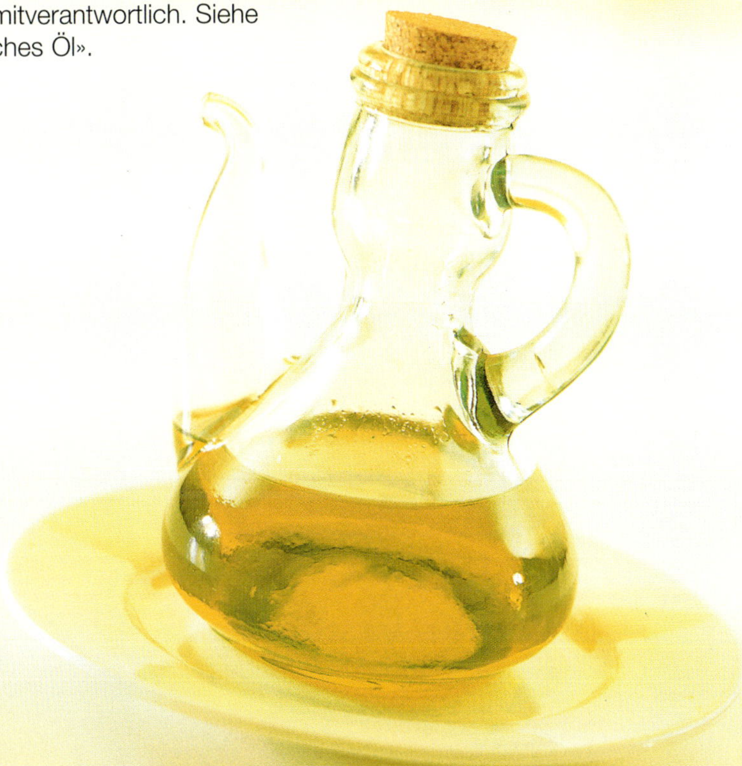

Genussmittel – Zucker und Süßigkeiten

Es ist noch gar nicht so lange her, dass Süßigkeiten für Groß und Klein etwas Besonderes, weil rar, waren. Wie freute man sich auf das sonntägliche Dessert, auf die Schokolade zu Weihnachten oder Ostern oder auf die süße Überraschung der Paten zum Geburtstag.

Das war einmal. Süßes ist für jedermann erschwinglich und jederzeit und überall verfügbar. Der Zuckertrip beginnt nicht selten schon in den ersten Lebensmonaten: Babys und Kleinkinder werden mit gezuckerter Instant-Milch (Ersatz für Muttermilch) und gesüßtem Instanttee gefüttert und beruhigt.

Was gegen Zucker/Süßigkeiten spricht

▲ Zucker ist ein rascher und strohfeuerähnlicher Energielieferant. Dank seiner leichten Verdaulichkeit kann er nach kürzester Zeit vom Darm ins Blut aufgenommen werden. Zucker führt zu einem rasanten Anstieg und einem ebenso rasanten Abfall des Blutzuckerspiegels. Starke Schwankungen führen zu Müdigkeit und Konzentrationsschwäche.
Nach dem Genuss von Süßem stellt sich rasch wieder ein Hungergefühl ein!

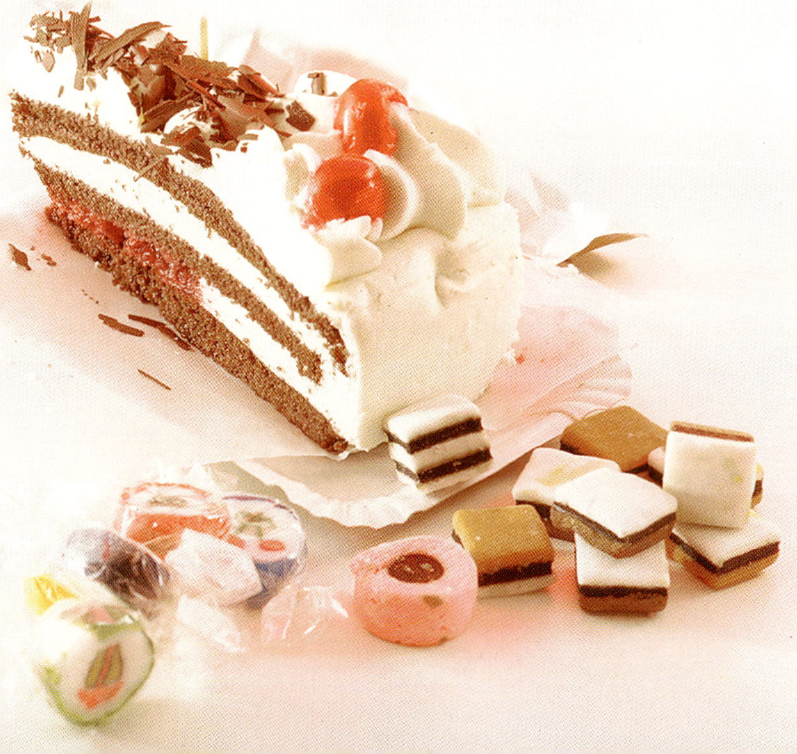

▲ Konzentrierter Zucker begünstigt die Entstehung von Karies und führt zu Übergewicht.

▲ Zucker und Süßigkeiten sind Vitalstoffräuber, insbesondere von Vitamin B_1, das bei einem erhöhten Kohlenhydrat-Stoffwechsel aufgebraucht wird.

▲ Raffinierter Zucker ist ein reiner Energieträger und liefert leere Kalorien. In Verbindung mit Fett, z. B. in Nussgipfeln, Cremeschnitten und Torten, enthalten Süßwaren nebst konzentriertem Zucker auch viel Fett.

Die gesunden Süßigkeiten

Frische, ausgereifte Saisonfrüchte können das Bedürfnis nach Süßem genauso befriedigen.

Ungeschwefelte Trockenfrüchte wie Datteln, Feigen und Aprikosen sind vor allem im Winter ein idealer Ersatz für frische Früchte.

Fruchtsaftkonzentrat, z. B. Birnendicksaft, ist ideal zum Süßen von Obstcremes, Kuchen und Gebäck.

Kaltgeschleuderter Honig, Vollrohrzucker, Dattelextrakt und Ahornsirup sind wertvolle Süßmittel. Sie sind zwar stark konzentriert, besitzen aber auch gewisse Nährstoffe. Sie sollten sparsam verwendet werden. Der Eigengeschmack verhindert ein Überdosieren.

Für unsere Ernährung von Bedeutung

Brauner Zucker unterscheidet sich nur in der Farbe von weißem Zucker.

Zucker hat häufig die Funktion, für fehlende Aromen in die Lücke zu springen. In der Nahrungsmittelindustrie wird er als preisgünstiger Füllstoff eingesetzt.

Süßigkeiten keinesfalls täglich essen, da sie kaum Nährstoffe enthalten!

Süßigkeiten sind kein Ersatz für eine gesunde Mahlzeit!

**Süßigkeiten sind Genussmittel.
Mit Maß konsumieren.**

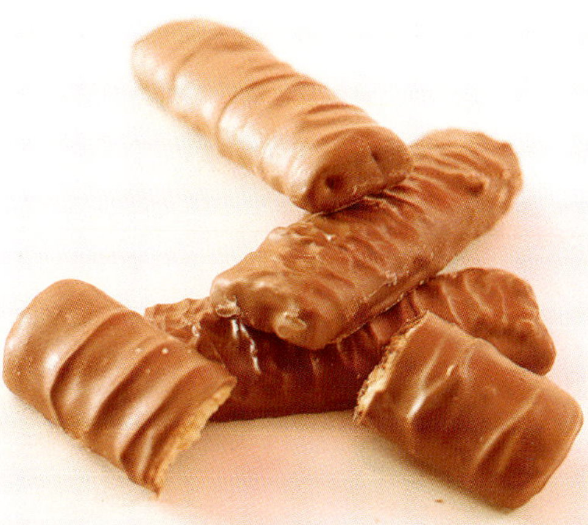

Genussmittel – Alkohol – Kaffee – Schwarztee – Grüntee

Seit Menschengedenken gibt es alkoholhaltige Getränke. Wein und Bier rangieren bezüglich Energiegehalt nach dem Fett auf dem zweiten Platz. Gelegentlich ein Glas Wein oder Bier – dagegen ist nichts einzuwenden. Kaffee, Schwarztee und Grüntee sind bei Jung und Alt beliebt.

Gesundheitliche Wirkung

Wein und Bier

Der im Wein und Bier enthaltene Alkohol ist ein energiereicher Nährstoff. Bei Kombination von Essen und Alkohol wird letzterer zuerst abgebaut. Die Fettverbrennung wird dadurch während mehrerer Stunden eingeschränkt, was eine Fettdepotbildung begünstigt.

Kaffee

Kaffee enthält Koffein, das fast alle Organe anregt und den Stoffwechsel beeinflusst. Koffein regt die Nieren, die Darmtätigkeit und das Herz-Kreislauf-System an, es fördert die geistige Leistungsfähigkeit und vertreibt Müdigkeit. Die Koffeeinverträglichkeit ist sehr unterschiedlich. Das Aufputschmittel Kaffee kann Herzklopfen, Unruhe und Magenbrennen verursachen. Es gilt also, die richtige Dosierung zu finden. Häufiger Kaffeegenuss beeinträchtigt insbesondere die Aufnahme der Mineralstoffe Eisen und Kalzium.

Schwarztee

Auch Schwarztee enthält Koffein. Er wirkt ähnlich wie Kaffee. Da das Koffein an Gerbstoffe gebunden ist, kann die Wirkung mit entsprechender Ziehdauer gesteuert werden. Beim Fermentieren gehen gesundheitlich wertvolle Substanzen verloren.

Grüntee

Beim Grüntee wird im Gegensatz zu Schwarztee die Fermentation der Teeblätter bewusst verhindert; damit bleibt die Heilwirkung erhalten. Grüner Tee aktiviert die körpereigenen Energien und beeinflusst so die Stimmung positiv. Er fördert die Durchblutung und die Regeneration der Haut und senkt den Cholesterinspiegel. Bekannt ist auch seine antioxidative Wirkung.

Für unsere Ernährung von Bedeutung

Alkohol ist ein reines Genussmittel und sollte nicht täglich konsumiert werden. Zu beachten ist auch die unerwünschte Zufuhr von Kalorien. Alkohol enthält mehr Energie als Kohlenhydrate und Eiweiß. Alkoholische Getränke stillen den Durst nicht, sie wirken im Gegenteil entwässernd und lösen ein Durstgefühl aus! Übermäßiger Alkoholgenuss fördert die Entstehung zahlreicher Krankheiten, z. B. Schädigung von Leber und Bauchspeicheldrüse, Nerven- und Immunsystem, Begünstigung von Bluthochdruck. Alkohol erhöht als Lösungs- und Transportmittel die Aufnahme krebserregender Stoffe, besonders diejenigen aus dem Zigarettenrauch!

Kaffee und Schwarztee sollten von Menschen mit Eisen- und Kalziummangel gemieden werden.

Alkohol, Kaffee, Schwarztee sind Genussmittel und sparsam zu genießen!

Die Nährstoffe

Je ausgewogener und nährstoffreicher die Nahrung zusammengesetzt ist, desto besser wird der Organismus funktionieren. Wichtig ist, nach Möglichkeit unbearbeitete Naturprodukte zu wählen. Da kein Lebensmittel alle lebensnotwendigen Nährstoffe enthalten kann, ist bei der Menüzusammenstellung Vielfalt wichtig.

Die wichtigen Nährstoffe

Eiweiß oder Protein
Ist nicht nur ein wichtiger Bestandteil unseres Körpers, sondern auch unserer Nahrung. Die Eiweißstoffe bestehen aus 20 Bausteinen, den Aminosäuren. Davon sind 10 essentiell, d. h. sie müssen über die Nahrung zugeführt werden, da sie der Körper nicht selber bilden kann. Die Eiweißqualität hängt von der Menge der Aminosäuren und deren Verhältnis zueinander ab.

Fett
Energiereichster Nährstoff. Alle pflanzlichen und tierischen Zellen enthalten Fett in unterschiedlicher Menge. Verschiedene Arten von Fettsäuren und Glyzerin sind die Baustoffe des konzentriertesten Energielieferanten.

Kohlenhydrate
Zählen mit Eiweiß und Fett zu den Hauptnährstoffen. Sie werden von der Pflanze durch Photosynthese aufgebaut. Sie liefern schnell verfügbare (Traubenzucker) oder allmählich, dafür lang anhaltende Energie (Stärke).

Mineralstoffe und Spurenelemente
Wasserlösliche Stoffe, die ihren Ursprung im Gestein haben. Über Erde und Wasser werden sie von den Pflanzen und den Tieren aufgenommen und gelangen so in unsere Nahrung.

Nahrungsfasern/Faserstoffe/ Ballaststoffe
Unverdauliche Pflanzenbestandteile. Unentbehrlich für eine optimale Darmfunktion. Hoher Sättigungswert.

Sekundäre Pflanzenwirkstoffe
Duft-, Farb- und Aromastoffe, welche die Pflanze bildet (Stoffwechsel). Sie fördern die Gesundheit und haben zudem eine Schutzwirkung. Beispiel: Schwefelverbindungen in den Zwiebelgewächsen. Ihre Bedeutung wurde lange Zeit unterschätzt.

Vitamine
Lebenswichtige Wirkstoffe. Sie erfüllen ihre Aufgaben in enger Wechselwirkung mit den Enzymen und Hormonen.

Berechnungstabelle – 1. Tag (für 2 Personen)

	Kohlen-hydrate	Eiweiß	Fett
Frühstück			
80 g Flocken	57,60	10,00	4,80
1 dl/100 ml Fruchtsaft	9,40	0,70	0,70
180 g Jogurt natur	9,90	6,30	6,30
1 EL Zitronensaft (10 g)	0,24	0,00	0,00
150 g Äpfel	17,10	0,45	0,90
150 g Birnen	18,60	0,75	0,60
150 g Bananen	30,00	1,80	0,60
Total	**142,84**	**20,00**	**13,90**
Zwischenmahlzeit			
2 Brötchen	60,00	7,60	1,60
400 g rohes Gemüse	8,00	8,00	0,80
Total	**68,00**	**15,60**	**2,40**
Mittagessen			
250 g Brokkoli	6,25	8,25	0,50
1 EL Pinienkerne (10 g)	0,40	1,40	6,85
25 g Blattsalat	0,27	0,30	0,00
50 g Feta	0,25	8,50	9,50
1 EL Halbrahm/Sahne(15 g)	0,60	0,45	2,70
1 EL Zitronensaft	0,24	0,00	0,00
1 EL Olivenöl nativ extra	0,00	0,00	14,94
200 g Vollkorn-Penne	119,80	25,20	7,20
1 kleine Zwiebel	0,00	0,00	0,00
1 Knoblauchzehe	1,42	0,30	0,00
1 EL Olivenöl nativ extra	0,00	0,00	14,94
220 g Tomaten	6,38	2,20	0,50
50 g Karotten	2,40	0,50	0,10
2 TL Tomatenpüree (20 g)	1,70	0,50	0,00
1 TL Halbrahm/Sahne (7 g)	0,21	0,21	1,26
1 kleine Melone (700 g)	86,80	6,30	0,70
Total	**226,72**	**54,11**	**59,19**

	Kohlen-hydrate	Eiweß	Fett
Zwischenmahlzeit			
300 g Jogurt natur	16,50	10,50	10,50
1 TL Zitronensaft (5 g)	0,12	0,00	0,00
150 g Birnen	18,60	0,75	0,45
1 TL Birnendicksaft (10 g)	7,90	0,00	0,00
1 EL Mandelstifte (10 g)	0,35	1,90	5,41
Total	**43,47**	**13,15**	**16,36**
Abendessen			
150 g Bulghur	103,50	14,40	1,00
150 g Fleischtomaten	5,30	1,50	0,34
150 g Gurken	2,70	0,90	0,30
1 Frühlingszwiebel	0,00	0,00	0,00
3 EL Gemüsebrühe	0,00	0,00	0,00
2 EL Zitronensaft	0,48	0,00	0,00
1 EL Olivenöl nativ extra	0,00	0,00	14,94
Total	**111,98**	**16,80**	**16,58**
Gesamttotal	**593,01**	**119,66**	**108,43**

Kohlenhydrate pro Tag/Person

4 bis 6 g Kohlenhydrate je Kilogramm Körpergewicht
5 g (Kohlenhydrate) x 60 (Körpergewicht)
= 300 g Kohlenhydrate

Eiweiß pro Tag/Person

0.9 g Eiweiß je Kilogramm Körpergewicht
0.9 g (Eiweiß) x 60 (Körpergewicht) = 54 g Eiweiß

Fett pro Tag/Person

0.8 g Fett je Kilogramm Körpergewicht
0.8 g (Fett) x 60 (Körgergewicht) = 48 g Fett

Was esse ich heute?

1. Tag (Seiten 36 bis 39)

Ein Tagesmenü wird je nach Jahreszeit, Wochentag, Esssituation, Geschmack und Lust ausgewählt. Fleisch muss nicht jeden Tag auf dem Menüplan stehen. Auch eine kleinere Fleischportion deckt den Eiweißbedarf. Zudem kann das Fleisch auch durch andere eiweißreiche Lebensmittel ersetzt werden. Nebst Milch und Milchprodukten, Eiern sowie Hülsenfrüchten decken günstige Lebensmittelkombinationen wie Reis und Linsen, Bohnen und Mais, Weizen/Dinkel und Nüsse den täglichen Bedarf.

Täglich mindestens 1 1/2 Liter Flüssigkeit trinken

Frühstück

Schnelles Birchermüesli
3 dl/300 ml Flüssigkeit

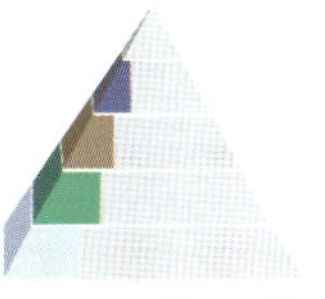

Zwischenmahlzeit

Vollkornbrötchen mit Gemüsestäbchen
3 dl/300 ml Flüssigkeit

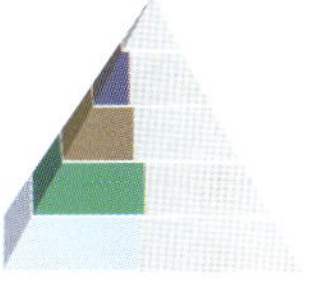

Mittagessen

Brokkolisalat mit Feta
Penne mit Tomatensauce
Melone
3 dl/300 ml Flüssigkeit

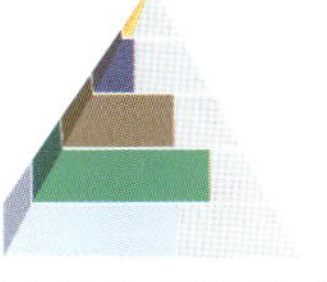

Zwischenmahlzeit

Jogurtcreme mit Birnen
3 dl/300 ml Flüssigkeit

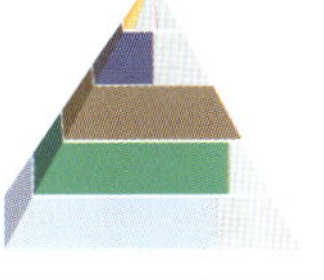

Abendessen

Tabbouleh-Salat
3 dl/300 ml Flüssigkeit

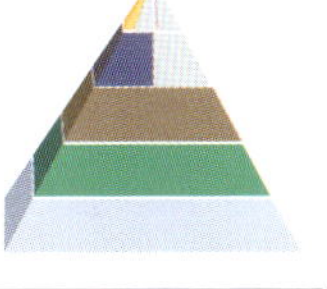

Checkliste für Tag und Woche

Getränke pro Tag

6 Portionen zu 2,5–3 dl/250–300 ml ungezuckerte und alkoholfreie Getränke in Form von Mineralwasser oder Kräutertee

Früchte pro Tag

2 bis 3 Portionen möglichst rohe Früchte
1 Portion = 1 Apfel oder 1 Birne oder 3 Zwetschgen oder 1 kleine Schale Beeren, je nach Saison

Gemüse pro Tag

3 bis 4 Portionen, davon mindestens eine roh, z. B. als Salat (Rohkost)
1 Portion = 100 g Blatt- oder Mischsalat oder 100 g rohes Gemüse oder 150 bis 200 g gekochtes Gemüse

Kohlenhydrate pro Tag

3 bis 4 Portionen, z. B. Brot, Kartoffeln, Mais, Reis, Getreide oder Teigwaren, Getreideriegel. Vollkornprodukte bevorzugen.

Fleisch, Fisch, Eier und Hülsenfrüchte pro Woche

Fleisch: 1 Portion = 100 bis 150 g; mehr ist zuviel, weniger ist möglich
Fisch: 1 Portion = 100 bis 150 g
Eier: 1 bis 2 Eier
Hülsenfrüchte: 1 Portion = 40 bis 60 g Trockengewicht
Tofu: 1 Portion = 100 bis 150 g

Fette und Öle pro Tag

2 Teelöffel (10 g) kalt gepresstes Pflanzenöl, wie Sonnenblumenöl, Olivenöl, Nussöl, Kürbiskernöl
2 Teelöffel (10 g) Bratfett, z. B. Erdnussöl, Olivenöl, Bratbutter
2 Teelöffel (10 g) Streichfett, z. B. Butter, (Reform-)Margarine, als Brotaufstrich

Milch und Milchprodukte pro Tag

2 bis 3 Portionen Milchprodukte
1 Portion = 2 dl/200 ml Milch oder 1 Becher Jogurt oder 30 g Hartkäse oder 60 g Weichkäse

Süßigkeiten/Genussmittel pro Tag

eine kleine Süßigkeit – mit Maß genießen, wie Kuchen, Gebäck, Eiscreme, Patisserie, Schokolade; gezuckerte Getränke wie Limonaden, Cola; Genussmittel wie Kaffee, alkoholhaltige Getränke wie Wein oder Bier (1 bis 2 Gläser).

Kleines Ernährungslexikon

Lebensmittel
Lebensmittel sind natürlich gewachsene, unveränderte komplexe Grundstoffe. Sie können pflanzlichen oder tierischen Ursprungs sein. Sie werden in ihrer natürlichen Form gegessen oder getrunken und sind reich an wichtigen Inhaltsstoffen.

▲ Deshalb: viel Lebensmittel essen!

Nahrungsmittel
Nahrungsmittel sind bearbeitete Lebensmittel und daraus hergestellte Konserven und Präparate.

▲ Deshalb: Nahrungsmittel überlegt einsetzen!

Nährstoffe
Nährstoffe sind lebenswichtige Bestandteile unserer Nahrung. Die Lebensmittel enthalten verschiedene Nährstoffe, aber selten alle.

▲ Deshalb: Abwechslungsreich essen!

Nährwert
Der Nährwert ist der Massstab für den quantitativen und qualitativen Wert eines Lebensmittels.

▲ Deshalb: Lebensmittel in unveränderter Form essen!

Nährstoffgehalt
Die naturbelassenen Lebensmittel (Frischprodukte) können durch Veredlung oder unsachgemäße Zubereitung viele ihrer wertvollen Inhaltsstoffe verlieren.

▲ Deshalb: Verarbeitete Nahrungsmittel maßvoll genießen!

Energie
Sie wird in Kalorien oder Joule gemessen. Der Energiebedarf ist von Mensch zu Mensch verschieden. Halten sich Energiezufuhr und Energieverbrauch die Waage, bleibt das Körpergewicht konstant.

▲ Deshalb: Das Wohlfühlgewicht mit den Portionengrößen der Pyramide stabilisieren.

Fastfood
Haben Sie Lust auf Wurst, Hamburger, Hot Dog, Pommes Frites! Wieso nicht ausnahmsweise genießen?

▲ Deshalb: In anderen Mahlzeiten entsprechend ergänzen mit Obst und Gemüse, Salat, Vollkornbrot und Jogurt!

Functional Food
Diesen Nahrungsmitteln werden Vitamine, Mineralstoffe, Nahrungsfasern und Milchsäurebakterien zugesetzt. Sie unterstützen einzelne Körperfunktionen wie Verdauung, Herz- und Kreislauftätigkeit, Abwehrsystem usw.

▲ Deshalb: Nur sinnvoll als Ergänzung!

Einige Ratschläge

Wochen-Balance
Essen Sie ab und zu üppig oder einseitig oder haben Sie keine Zeit zum Essen? Versuchen Sie an anderen Tagen auszugleichen.

Deshalb: Die Nährstoffbilanz muss über eine Woche stimmen!

Farben in der Nahrung
Der Teller soll bunt sein. Das steigert die Lust auf das Essen. Auch riechen, hören, schmecken und fühlen erhöhen die Freude am Essen.

Deshalb: Essen Sie mit allen Sinnen!

Genießen
Nur wer sich zum Essen genügend Zeit nimmt, wird die Mahlzeit auch genießen und richtig verdauen können.

Deshalb: Planen Sie für eine Mahlzeit mindestens 30 Minuten ein, damit Sie in Ruhe essen können.

Signale des Körpers
Versuchen Sie einmal nach Ihrer «Nase» die Nahrung auszuwählen. Instinktiv werden Sie Lebensmittel wählen, welche die Nährstoffe enthalten, die der Körper gerade dringend braucht.

Deshalb: Vertrauen Sie Ihrem Körper und sind Sie für seine Botschaften offen.

Abwechslung
Ein Brunch oder Picknick, ein Essen im Restaurant, Freunde zum Essen einladen, damit können feste Tagesabläufe durchbrochen werden.

Deshalb: Der Mensch braucht Abwechslung. Das hält den Körper gesund. Man sollte bewusst gegen Trägheit und Schwerfälligkeit ankämpfen.

Sport
30 Minuten Sport oder eine andere körperliche Aktivität sind eine ideale Ergänzung zu einer ausgewogenen Ernährung. Beides steigert das Wohlbefinden und die Gesundheit und die Lebensqualität.

Deshalb: Wer rastet, der rostet. Bei mehrheitlich sitzender Tätigkeit muss man sich Zeit zum Bewegen nehmen.

Essen im Restaurant
Gartenfrische Gemüse und Salate, fettarme Fleischgerichte und nährstoffreiche Kartoffeln bekommt man in den meisten Restaurants!

Deshalb: Auch im Restaurant kann man sich nach der Pyramide verpflegen.

Einladungen
Genießen Sie das Essen! Reichlich Gemüse mit Beilage und eine kleine Portion Fleisch sind immer erlaubt. Die übrigen Köstlichkeiten selbstverständlich auch probieren. Das ist man der Gastgeberin schuldig.

Deshalb: Kleine Übertretungen sind erlaubt. Hauptsache Sie genießen die schönen Stunden…

Leichter Einstieg und schrittweise Umstellung

Wenn Sie den unteren Teil der Pyramide bewusst im Auge behalten und sich danach ernähren, werden Sie mit allen lebenswichtigen Nährstoffen optimal versorgt. Unerwünschte, den Organismus belastende Stoffe können damit weitgehend eliminiert werden. Eine gesunde Kost bringt nicht nur Abwechslung auf den Teller, sie schenkt Ihnen auch Wohlbefinden.

1. Essen Sie am Morgen wie ein König, am Mittag wie ein Bürger und am Abend wie ein Bettler. Diese Empfehlung wird von Ernährungswissenschaftlern wie Leitzmann gestützt. Wer gestärkt durch den Tag geht, wird sich besser fühlen und leistungsfähiger sein.

2. Mit der richtigen Nahrungsmitteln können Sie Ihr Wohlbefinden zusätzlich steigern und Ihre Gesundheit auch längerfristig stärken.

3. Überprüfen Sie Ihre Essgewohnheiten.

4. Beginnen Sie mit den Änderungen schrittweise, aber dafür sofort. Die Pyramide hilft Ihnen dabei.

5. Legen Sie den Schwerpunkt auf frische, unverarbeitete Lebensmittel. Essen Sie viel rohes Gemüse und Obst! Reduzieren Sie fettreiche Nahrungsmittel wie Speck, Wurstwaren und Süßigkeiten.

6. Vollkornprodukte garantieren eine optimale Versorgung mit allen lebenswichtigen Nährstoffen. Wenn immer möglich naturbelassenes Getreide verwenden! Erhöhen Sie den Anteil an Vollkornprodukten langsam, aber kontinuierlich. Ihre Verdauung muss sich an die anspruchsvollere Nahrung gewöhnen.

7. Ein hoher Salzkonsum belastet die Nieren und kann zu Bluthochdruck führen. Das Salz auf 3 bis 5 Gramm täglich beschränken. Kräuter sind würzige, aromatische Alternativen.

8. Trinken Sie jeden Tag mindestens $1\frac{1}{2}$ Liter Flüssigkeit über den ganzen Tag verteilt.

9. Mit einer abwechslungsreichen Ernährung – auch innerhalb der Gruppe abwechseln – werden Sie mit allen lebensnotwendigen Nährstoffen versorgt. Auch unbekannte Produkte probieren.

10. Üppige Mahlzeiten führen zu Müdigkeit und Konzentrationsschwäche, da der Organismus zu lange und zu intensiv mit der Verdauung beschäftigt ist. Essen Sie deshalb kleinere Portionen, dafür öfter!

11. Damit Sie während des ganzen Tages leistungsfähig bleiben, müssen die Mahlzeiten über den ganzen Tag verteilt werden. Bei zu langen Abständen sinkt der Blutzuckerspiegel. Müdigkeit und Hungergefühl sind die Folge. Drei Hauptmahlzeiten und zwei Zwischenmahlzeiten garantieren eine ausgeglichene Versorgung. Die Tagespläne in diesem Buch bieten Ihnen dazu die nötige Starthilfe.

Menüplan für 2 Wochen

	1. Tag Montag	2. Tag Dienstag	3. Tag Mittwoch
Frühstück	Schnelles Birchermüesli	Früchte-Milch-Shake Vollkornbrötchen wenig Butter	Hafermüesli mit Aprikosen
Zwischenmahlzeit	Vollkornbrötchen mit Gemüsestäbchen	Rosinenbrötchen Apfel	Vollkornbrötchen mit Quarkfüllung
Mittagessen	Brokkolisalat mit Feta Penne mit Tomatensauce Melonen	Maissalat tricolore Kräuter-Kartoffeln nach Bauernart, Gemüse Kirschen	Sellerie-Frischkost mit Nüssen Gemüse-Risotto Apfel
Zwischenmahlzeit	Jogurtcreme mit Birnen	Banane Sauermilch	Fruchtsalat mit Bananencreme
Abendessen	Tabbouleh-Salat	Bunter Rohkostteller Überbackene Grießherzen	Gemüsesalat Fladenbrot

	8. Tag Montag	9. Tag Dienstag	10. Tag Mittwoch
Frühstück	4-Korn-Flocken-Müesli	Vollkornbrötchen Butter, Honig oder Konfitüre Milch, Saisonfrüchte	Fruchtsalat mit Bananencreme
Zwischenmahlzeit	Banane	Rosinenbrötchen	Vollkornbrötchen mit buntem Cottage Cheese
Mittagessen	Linsensalat Couscous Ratatouille Saisonfrüchte	Tomaten-Mozzarella-Salat Spaghetti mit Pesto Birnen mit Sauermilchcreme	Blattsalat mit Schnittlauchdressing Tofu mit Frühlingsgemüse und neuen Kartoffeln Erdbeeren
Zwischenmahlzeit	Gemüse-Snack mit Quarkdip	Saisonfrüchte Apfel-Muffin	Apfel Apfel-Muffin
Abendessen	Kartoffelküchlein mit Tsatsiki	Gurken-Carpaccio mit Wildlachs Toast	Blumenkohlsalat mit Kerbelvinaigrette Mais-Pizza mit Tomaten und Oliven

4. Tag Donnerstag	5. Tag Freitag	6. Tag Samstag	7. Tag Sonntag
Hirse-Jogurt-Creme mit Früchten	Melonen-Beeren-Mix Fruchtjogurt Rosinenbrötchen	Knusper-Müesli mit mit bunten Beeren	Vollkornzöpfchen, Butter, Honig, Fruchtsaft
Apfel-Muffin	Vollkornbrötchen mit Schnittlauchquark	Pfirsich	Rosinenbrötchen Apfel
Blattsalat mit Ei und Nussvinaigrette Kabeljau mit Zitronensauce, Kartoffeln und Gemüse Melone	Salat mit Sprossen Lasagne mit Gemüsefüllung Melone	Lauwarmer Bohnensalat provençale Hirsotto-Kugeln mit Gemüse Aprikosen	Spargel mit Kräutersauce auf Blattsalat Poulet-Gemüse-Pfanne mit Spätzle Creme mit Beeren
Himbeeren Jogurt	Erdbeer-Buttermilch-Kaltschale	Apfel-Muffin Jogurt	Apfel-Muffin Kirschen
Fitnessteller Brot	Austernpilze auf Blattsalat Vollkornbrötchen	Knackiger Mischsalat Rosmarinkartoffeln aus dem Ofen	Käseküchlein bunter Eisbergsalat

11. Tag Donnerstag	12. Tag Freitag	13. Tag Samstag	14. Tag Sonntag
Porridge mit Früchten	Schnelles Quarkmüesli mit Melonen und Erdbeeren	Fruchtiges Birchermüesli	Fruchtsalat, Jogurt Vollkornzöpfchen, Butter, Konfitüre
Rosinenbrötchen	Gemüse-Brot-Spießchen	Saisonfrüchte	Vitamindrink
Fenchelsalat Zucchinikuchen Fruchtschale mit Apfelsaft-Zitronen-Creme	Fruchtiger Kohlrabisalat Nudeln mit Spinat und Lachs an Basilikumsauce Melonen-Beeren-Kaltschale	Spinatsalat mit Croutôns Crêpes mit Spargel an Safransauce Birne	Frühlingssalat mit Radieschen und Bärlauchvinaigrette Kalbfleisch mit Gemüse und Reis Saisonfrüchte
Himbeer-Shake	Apfel-Muffin	Apfel-Muffin Jogurt	Rosinenbrötchen Früchtequark
Gemüse-Reis-Salat	Gazpacho Käse-Knoblauch-Toast	Gemüse-Szechuan Sesam-Kartoffeln	Sommerlicher Teigwarensalat

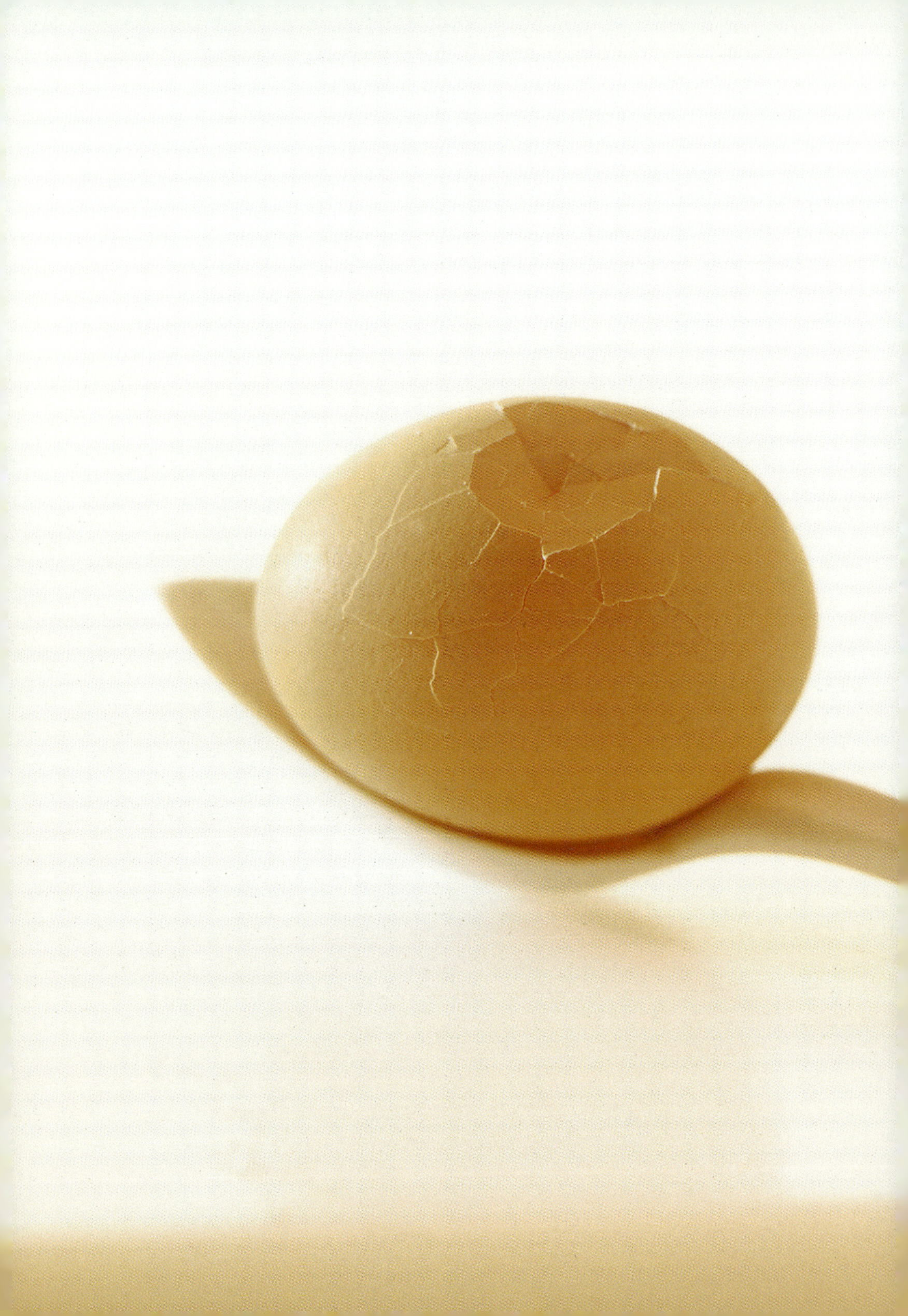

Rezepte Menüplan **1. Woche**

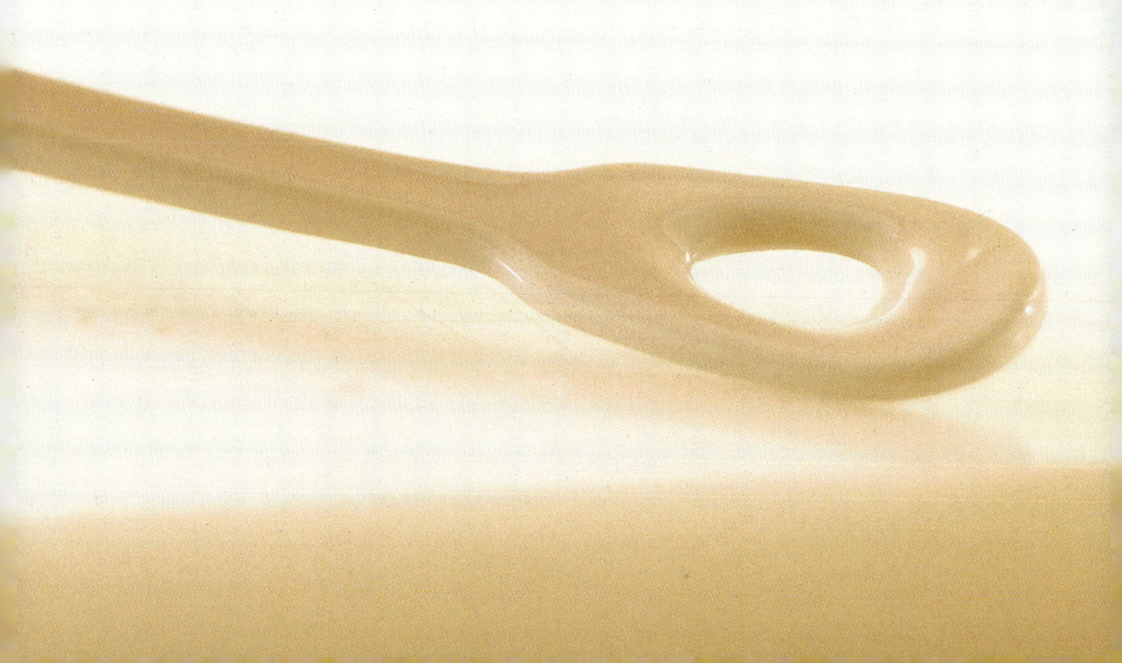

Frühstück

Schnelles Birchermüesli

80 g Müesliflocken-Mischung
1 dl/100 ml Fruchtsaft
180 g (1 Becher) Jogurt natur
1 EL frisch gepresster Zitronensaft
1 kleiner Apfel
1 kleine Birne
1 kleine Banane

1. Die Flocken etwa 10 Minuten im Fruchtsaft einweichen. Den Jogurt und den Zitronensaft unterrühren.
2. Den Apfel und die Birne halbieren und das Kerngehäuse entfernen. Den Apfel auf der Bircher-Rohkostreibe zum Müesli reiben und sofort vermengen. Die Birne klein würfeln, die Banane schälen und in Scheiben schneiden, unter das Müesli rühren.

Zwischenmahlzeit (pro Person)

1 Vollkornbrötchen
200 g Saisongemüse, z. B. Karotten, Gurken, Fenchel, in Stäbchen oder in Scheiben

Mittagessen

Brokkolisalat mit Feta

250 g Brokkoliröschen
1 EL Pinienkerne
einige Salatblätter
50 g Feta, klein gewürfelt

Sauce
1 EL saurer Halbrahm/saure Sahne
1 EL frisch gepresster Zitronensaft
Kräutermeersalz
Pfeffer, frisch gemahlen
1 EL Olivenöl nativ extra
einige Basilikumblätter

Basilikum für die Garnitur

1. Die Brokkoliröschen im Dampfkörbchen knackig garen. Auskühlen lassen.
2. Die Pinienkerne in einer Bratpfanne trocken rösten, bis sie fein duften.
3. Die Sauce zubereiten. Das fein geschnittene Basilikum unterrühren.
4. Die Salatblätter auf Tellern anrichten. Die Brokkoliröschen und den Feta darauf verteilen. Die Sauce darüber träufeln. Mit den Pinienkernen bestreuen und mit dem Basilikum garnieren.

Variante
Pinienkerne durch geröstete Sonnenblumenkerne ersetzen. Feta durch zwei Esslöffel Cottage Cheese ersetzen, den man direkt zur Sauce gibt.

Mittagessen

Penne mit Tomatensauce

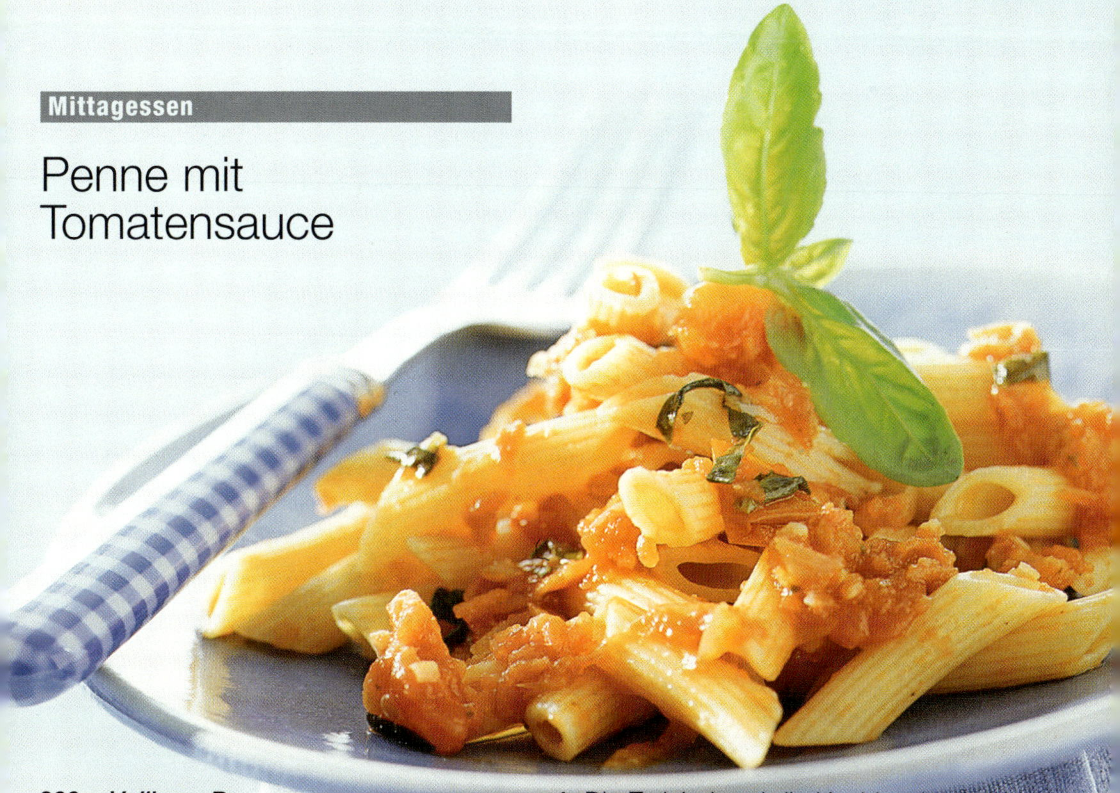

200 g Vollkorn-Penne

Tomatensauce
1 kleine Zwiebel
1 Knoblauchzehe
1 EL Olivenöl nativ extra
2 Fleischtomaten, gewürfelt
1 kleine Karotte
1 EL Balsamico-Essig oder Rotweinessig
2 TL Tomatenpüree
1 TL Gemüsebrühepulver
einige Oreganozweiglein
einige Basilikumblätter
1 TL saurer Halbrahm/saure Sahne
Pfeffer, frisch gemahlen
Meersalz
1 EL geriebener Parmesan, nach Belieben

Basilikum für die Garnitur

1. Die Zwiebel und die Knoblauchzehe schälen und fein hacken, im Öl andünsten. Die Tomaten zufügen, die Karotte auf der Bircherreibe dazu raspeln, 2 Minuten mitdünsten. Balsamico-Essig angießen. Das Tomatenpüree mit dem Gemüsebrühepulver unterrühren. Die Kräuter fein schneiden und zugeben. Die Sauce 15 Minuten bei schwacher Hitze köcheln lassen.
2. Die Penne im Salzwasser al dente kochen, abgießen und auf vorgewärmten Tellern anrichten. Den Sauerrahm unter die Sauce rühren, abschmecken. Über die Teigwaren verteilen. Parmesan darüber streuen. Mit dem Basilikum garnieren.

Dessert (pro Person)

1/2 kleine Melone oder andere Saisonfrüchte

Zwischenmahlzeit

Jogurtcreme mit Birnen

300 g Jogurt natur
1 Msp Nelkenpulver
1 Msp Bourbon-Vanillepulver
1 TL frisch gepresster Zitronensaft
1 reife Birne
1 TL Birnendicksaft oder Akazienhonig
1 EL Mandelstifte

1. Jogurt, Gewürze und Zitronensaft verrühren.
2. Die Birne halbieren, das Kerngehäuse entfernen, die Fruchthälften auf der Röstiraffel zum Jogurt reiben. Nach Belieben mit Birnendicksaft oder Honig süßen.
3. Die Mandelstifte in einer beschichteten Bratpfanne trocken rösten, bis sie fein duften. Über die Creme verteilen.

Saisontipp
Mit einem Apfel oder anderen Saisonfrüchten zubereiten.

Abendessen

Tabbouleh-Salat

150 g Bulghur
3 dl/300 ml Wasser
1 große Fleischtomate
wenig Salatgurke
1 Frühlingszwiebel

Sauce
3 EL kalte Gemüsebrühe
2 EL frisch gepresster Zitronensaft
Meersalz
Pfeffer, frisch gemahlen
1 EL Olivenöl nativ extra
2 EL fein geschnittene Pfefferminze oder glattblättrige Petersilie

Pfefferminze für die Garnitur

1. Bulghur mit dem Wasser aufkochen, 1 bis 2 Minuten kochen, dann auf der ausgeschalteten Wärmequelle zugedeckt etwa 20 Minuten quellen lassen.
2. Den Stielansatz der Tomate entfernen, die Frucht in Spalten schneiden. Die Gurke schälen und klein würfeln. Die Zwiebel fein hacken.
3. Die Sauce zubereiten, mit Gemüse und Bulgur vermengen. 30 Minuten kühl stellen. Mit Pfefferminze garnieren.

Produkteinfo
Bulghur wird aus getrockneten, vorgegarten Weizenkörnern hergestellt, die später gemahlen werden. Kurze Koch- respektive Quellzeit. Bulghur ist auch unter dem Namen Pil-Pil im Handel erhältlich. Als Ersatz eignet sich auch Couscous.

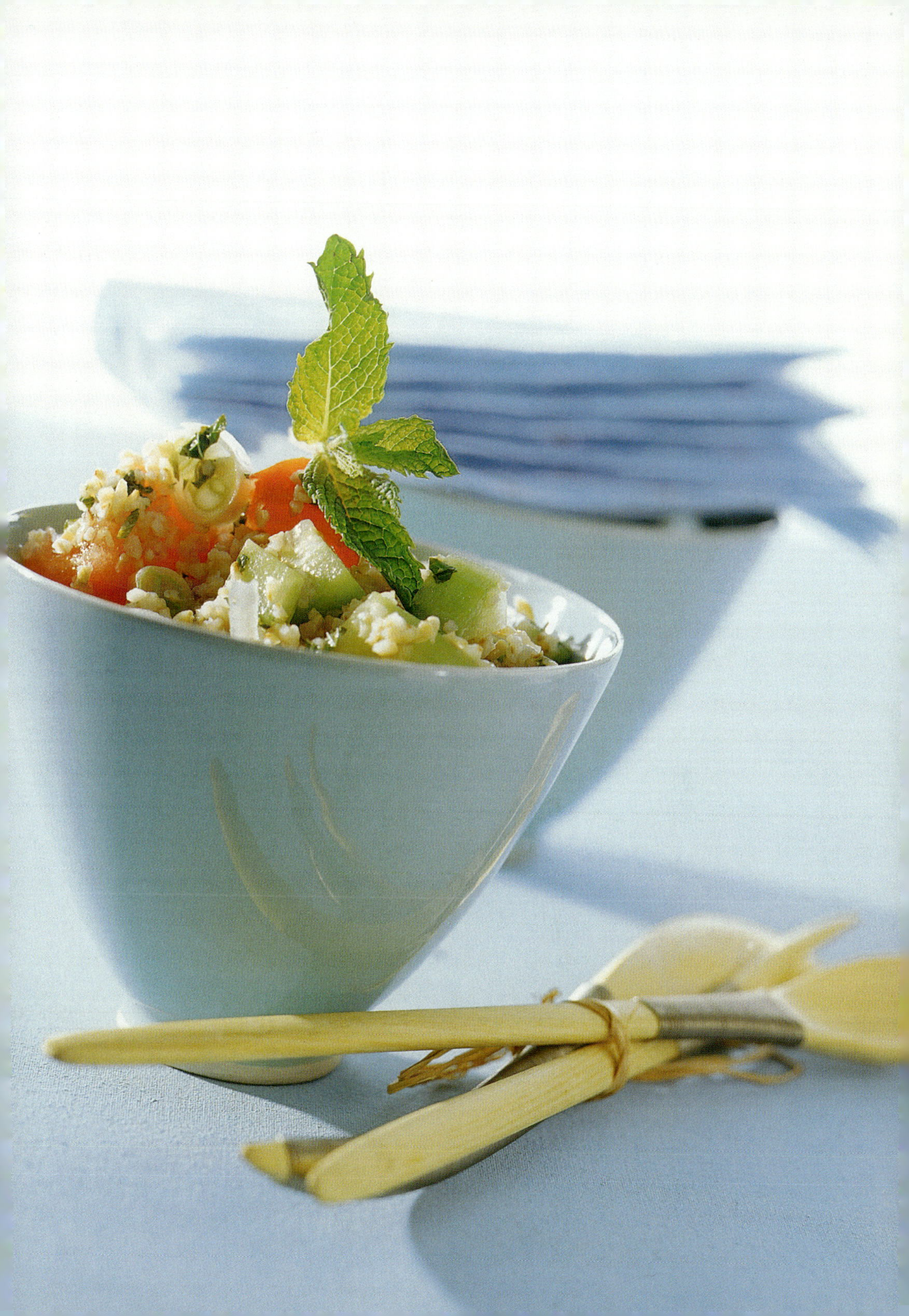

Frühstück (pro Person)

1 Portion Früchte-Milch-Shake
1 Vollkornbrötchen
wenig Butter

Früchte-Milch-Shake

200 g Saisonfrüchte
1/2 TL Bourbon-Vanillepulver
4 dl/400 ml Milch

1. Die Saisonfrüchte klein schneiden und zusammen mit dem Vanillepulver in ein hohes Gefäß geben. Die Milch zugießen, fein pürieren. Eventuell durch ein Chromstahlsieb passieren, um z. B. Kernchen von Brombeeren, Johannisbeeren aufzufangen.
2. Shake in Gläser füllen.

Zwischenmahlzeit (pro Person)

1 Rosinenbrötchen
1 Apfel

Mittagessen

Maissalat tricolore

200 g Maiskörner aus Glas/Dose
1/2 kleine rote Peperoni/Paprikaschote
wenig Salatgurke
50 g Mozzarellaperlen
einige Kopfsalatblätter

Sauce
1 EL Balsamico-Essig
2 EL Wasser
Kräutermeersalz
Pfeffer, frisch gemahlen
1 EL Olivenöl nativ extra
einige Basilikumblätter

1. Die Peperoni entstielen und entkernen, in kleine Würfel schneiden. Die Gurke schälen, längs halbieren und in feine Scheiben schneiden.
2. Die Sauce zubereiten, das fein geschnittene Basilikum zufügen.
3. Maiskörner, Peperoni, Gurken sowie Mozzarella mit der Sauce vermengen. Die Glasschalen mit den Kopfsalatblättern auslegen. Den Maissalat darauf anrichten.

Mittagessen

Kräuter-Kartoffeln nach Bauernart

2 EL Olivenöl nativ extra
2 Knoblauchzehen
einige Basilikumblätter
2 Thymianzweiglein
1 Rosmarinzweiglein
2 mittelgroße Tomaten
600 g fest kochende Kartoffeln
ca.4 dl/400 ml leicht gewürzte Gemüsebrühe
Meersalz
Pfeffer, frisch gemahlen

1. Die geschälten Knoblauchzehen und die Kräuter fein hacken. Die Tomaten an der Spitze kreuzweise einschneiden und in einem Schaumlöffel in kochendes Wasser tauchen, bis sich die Haut löst, die Frucht unter kaltem Wasser abschrecken, schälen und den Stielansatz entfernen. Das Fruchtfleisch klein würfeln. Die Kartoffeln schälen und klein würfeln.

2. Den Knoblauch und die Kräuter im Öl andünsten, die Tomaten zugeben und kurz mitdünsten. Kartoffeln zufügen, mit der Gemüsebrühe aufgießen. Bei schwacher Hitze köcheln lassen, bis die Kartoffeln gar sind. Bei Bedarf wenig Wasser angießen. Abschmecken.

Beilage

Mit gedämpftem Saisongemüse, z. B. Brokkoli, Blumenkohl, Fenchel oder Zucchini servieren.

Dessert

300 g Kirschen oder andere Saisonfrüchte

Zwischenmahlzeit (pro Person)

1 Banane
180 g (1 Becher) Sauermilch

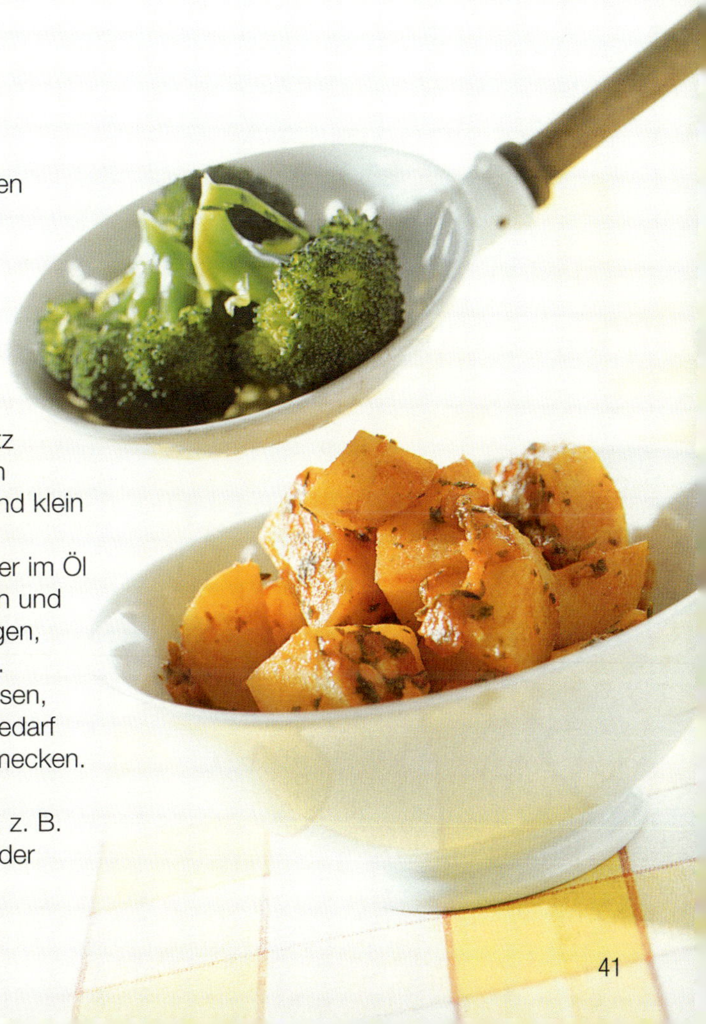

Abendessen

Bunter Rohkostteller

einige Salatblätter, z. B. Lollo, Kopfsalat, Eichblatt
1 kleine Fenchelknolle
1 mittelgroße Karotte
1/2 kleine Salatgurke
1 Tomate
1 EL Sonnenblumenkerne

Sauce
1 EL milder Kräuteressig
2 EL Sauermilch
2 EL Apfelsaft
1 TL milder Senf
Pfeffer, frisch gemahlen
Kräutermeersalz
2 EL kalt gepresstes Sonnenblumenöl
1 EL fein gehackte Petersilie

1. Die Salatblätter waschen und trocken schleudern. Den Fenchel halbieren und in feine Streifen schneiden. Die Karotte schälen und grob raspeln. Die Gurke schälen und längs halbieren, in feine Scheiben schneiden. Den Stielansatz der Tomate entfernen, die Frucht in Spalten schneiden.
2. Die Sauce zubereiten, die Petersilie zugeben.
3. Den Blattsalat auf Teller verteilen. Das Gemüse darauf anrichten. Mit der Sauce beträufeln.
4. Die Sonnenblumenkerne in einer beschichteten Bratpfanne trocken rösten, bis sie duften. Über den Salat streuen.

Abendessen

Überbackene Grießherzen mit Kräutern

Grießbrei
2 dl/200 ml Milch
2 dl/200 ml Wasser
1/4 TL Meersalz
100 g Weizengrieß
1 kleine Karotte
1 kleines Eigelb
1 EL gehackte Kräuter, z. B. Petersilie, Kerbel
Meersalz
Pfeffer, frisch gemahlen
frisch geriebene Muskatnuss

Butter für die Form

1. Milch, Wasser und Salz aufkochen. Den Grieß einrühren.Die Hitze reduzieren und den Brei unter ständigem Rühren einige Minuten köcheln lassen. Auf der ausgeschalteten Wärmequelle zugedeckt 15 Minuten quellen lassen.
2. Den Backofen auf 200 °C vorheizen.
3. Die Karotte schälen und auf der Bircherreibe zum Grießbrei reiben. Das Eigelb und die Kräuter unterrühren, kräftig würzen.
4. Die Grießmasse in eingebutterte Herz-Backformen füllen und glatt streichen (oder auf einem kleinen Backblech etwa 2 cm dick ausstreichen). Im vorgeheizten Backofen bei 200 °C rund 20 Minuten backen. Etwas auskühlen lassen. Den Rand der Backform vorsichtig lösen und die Grießmasse stürzen oder in Rechtecke schneiden. Mit dem Rohkostsalat servieren.

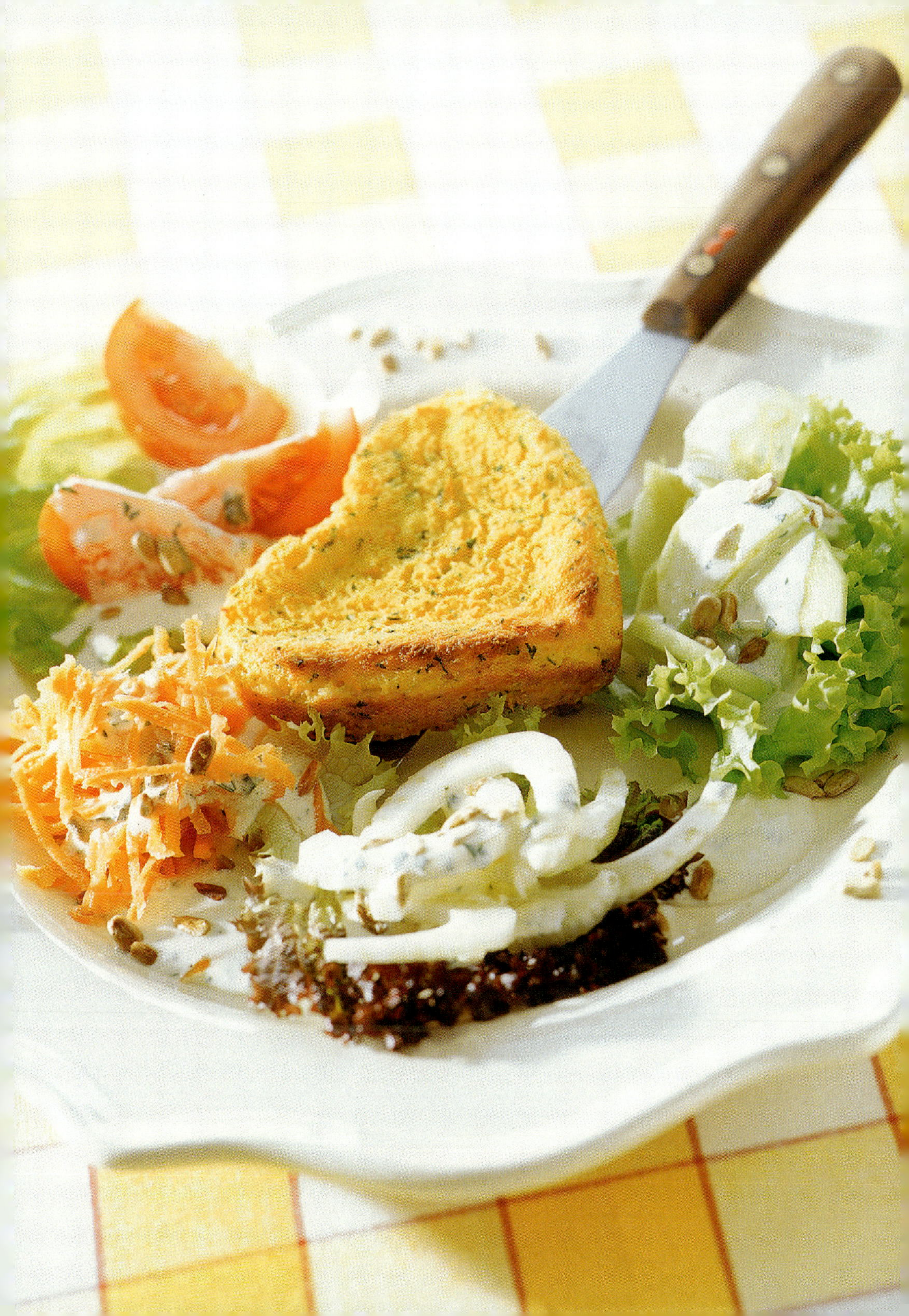

Frühstück

Hafermüesli mit Aprikosen

60 g grobe Haferflocken
1 dl/100 ml Wasser
1 EL Mandeln
200 g Jogurt natur
1/2 TL Bourbon-Vanillezucker
2 EL Rosinen, in Wasser eingeweicht
8 reife Aprikosen

1. Die Mandeln grob hacken und in einer Bratpfanne trocken rösten, bis sie fein duften. Auskühlen lassen.
2. Die Haferflocken etwa 15 Minuten im Wasser einweichen. Den Jogurt und den Vanillezucker unterrühren. Abgetropfte Rosinen und Mandeln unterrühren.
3. Die Aprikosen halbieren, entsteinen und in kleine Stücke schneiden. Unter das Müesli mischen.

Zwischenmahlzeit

2 Vollkornbrötchen
2 Radieschen
1 EL gehackte glattblättrige Petersilie
80 g Rahm-/Sahnequark
Salatblätter, Zwiebelsprossen

1. Die Radieschen in feine Stifte schneiden, mit der Petersilie unter den Quark mischen.
2. Die Brötchen halbieren, mit dem Quark bestreichen, Salat und Zwiebelsprossen dazwischen legen.

Mittagessen

Sellerie-Frischkost mit Nüssen

4 Stängel Stangen-/ Staudensellerie, ca. 300 g
4 Baumnüsse/Walnüsse
1 Orange

Sauce
100 g Sauermilch
1 Orange, davon Saft
1 EL Baumnuss-/Walnussöl
Meersalz
Pfeffer, frisch gemahlen

1. Die Sellerieblätter abschneiden und für die Garnitur beiseite legen. Grobe Fasern abziehen, die Stängel in 5 mm dicke Scheiben schneiden. Die Baumnüsse grob hacken. Die Orange großzügig schälen, die Fruchtfilets mit einem scharfen Messer aus den Häutchen herausschneiden. Den Saft auffangen.
2. Sauermilch, Orangensaft und Baumnussöl verrühren. Würzen.
3. Sellerie und Baumnüsse mit der Sauce vermengen. Mit den Orangenfilets und dem Selleriegrün garnieren.

Variante
Knollensellerie verwenden; diesen schälen und fein raspeln. Orange durch Ananas oder Grapefruit ersetzen.

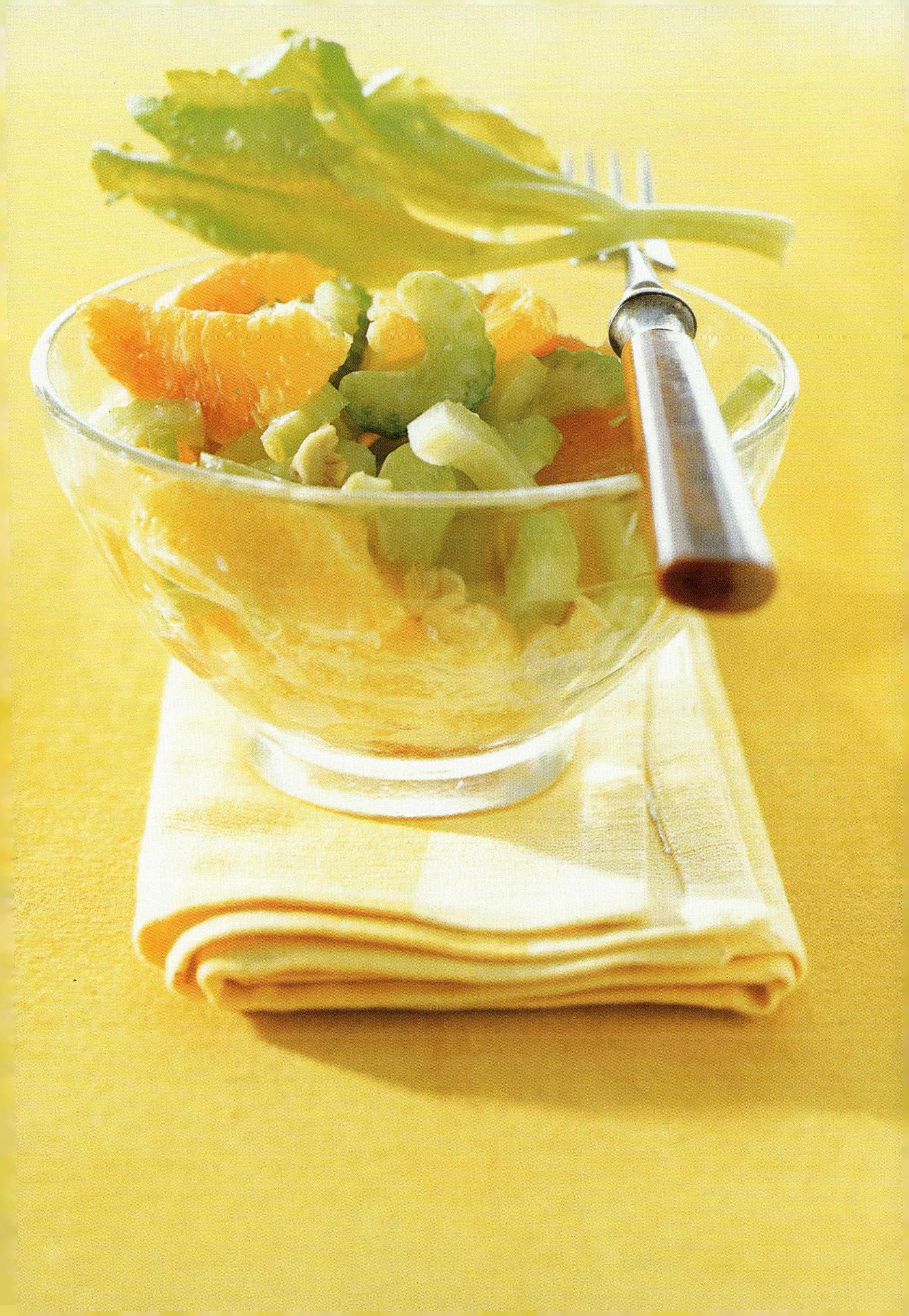

Mittagessen

Gemüse-Risotto

1 kleine Zwiebel
1 EL Olivenöl nativ extra
200 g Naturreis
1/2 dl/50 ml trockener Weißwein
ca. 1/2 l schwach gewürzte Gemüsebrühe
1 Lorbeerblatt
250 g Saisongemüse, z. B. Karotten, Zucchini, Peperoni/Paprikaschoten
1/2 dl/50 g Rahm/süße Sahne
2 EL geriebener Sbrinz oder Parmesan
Meersalz
Pfeffer, frisch gemahlen
frisch geriebene Muskatnuss

1 EL fein geschnittener Schnittlauch

1. Die Zwiebel schälen und fein hacken, im Öl andünsten. Den Naturreis zugeben und unter Rühren kurz mitdünsten, bis alle Körner vom Öl überzogen sind. Den Wein angießen, mit der Gemüsebrühe aufgießen. Lorbeerblatt zugeben. Den Reis aufkochen und 5 Minuten sprudelnd kochen, dann auf der ausgeschalteten Wärmequelle zugedeckt rund 30 Minuten quellen lassen. Gelegentlich umrühren. Lorbeerblatt entfernen.
2. Das Gemüse putzen und in kleine Würfel schneiden, im Dampfkörbchen knackig garen.
3. Die Gemüsewürfelchen zusammen mit dem Rahm und dem Käse unter den Reis rühren. Würzen. Mit dem Schnittlauch garnieren.

Dessert (pro Person)

1 Apfel oder 150 g Saisonfrüchte

Zwischenmahlzeit

Fruchtsalat mit Bananencreme

1 reifer Pfirsich
1 reife Nektarine

Creme
1 reife Banane
1 TL frisch gepresster Zitronensaft
1 TL Bourbon-Vanillezucker
100 g Magerquark
2 EL Rahm/süße Sahne
1 TL Akazienhonig, nach Belieben

Pfefferminzblättchen für die Garnitur

1. Pfirsich und Nektarine halbieren und entsteinen. Die Fruchthälften in Spalten oder kleine Würfel schneiden.
2. Die Banane schälen, klein schneiden, mit Zitronensaft, Vanillezucker, Quark und Rahm pürieren. Nach Belieben süßen.
3. Pfirsiche und Nektarinen in Cocktailgläser füllen, die Bananencreme darüberverteilen. Mit Pfefferminze garnieren.

Saisontipp
Andere Saisonfrüchte verwenden, z. B. Birnen, Erdbeeren.

Abendessen

Gemüsesalat

1 EL Olivenöl nativ extra
1 mittelgroße Zwiebel
1 Knoblauchzehe
1 gelbe Peperoni/Paprikaschote
1 mittelgroßer Zucchino
1 kleine Aubergine
1 große Fleischtomate
50 g Feta, klein gewürfelt

Sauce
1 TL Balsamico-Essig
1 TL frisch gepresster Zitronensaft
1 TL grobkörniger Senf
Kräutermeersalz
Pfeffer, frisch gemahlen
2 EL Olivenöl nativ extra
1 EL Kapern
1/2 Bund Oregano
einige Basilikumblätter

1. Die Zwiebel schälen und in feine Ringe schneiden. Die Knoblauchzehe schälen und fein hacken. Die Peperoni zuerst halbieren, dann den Stielansatz und die Kerne entfernen, die Fruchthälften quer in Streifen schneiden. Den Zucchino beidseitig kappen und in etwa 1 cm dicke Scheiben schneiden. Den Stielansatz bei der Aubergine wegschneiden, die Frucht in mittelgroße Würfel schneiden. Den Stielansatz bei der Tomate entfernen, die Frucht in Spalten schneiden.
2. Zwiebeln und Knoblauch im Öl andünsten. Das Gemüse, ohne Tomaten, zufügen und bei schwacher Hitze rund 10 Minuten dünsten, immer wieder rühren. Die Tomaten erst zum Schluss zugeben und nur kurz mitdünsten. Das Gemüse muss noch Biss haben. Auskühlen lassen.
3. Die Sauce zubereiten. Kapern und fein gehackte Kräuter zugeben.
4. Sauce, Gemüse und Feta sorgfältig vermengen.

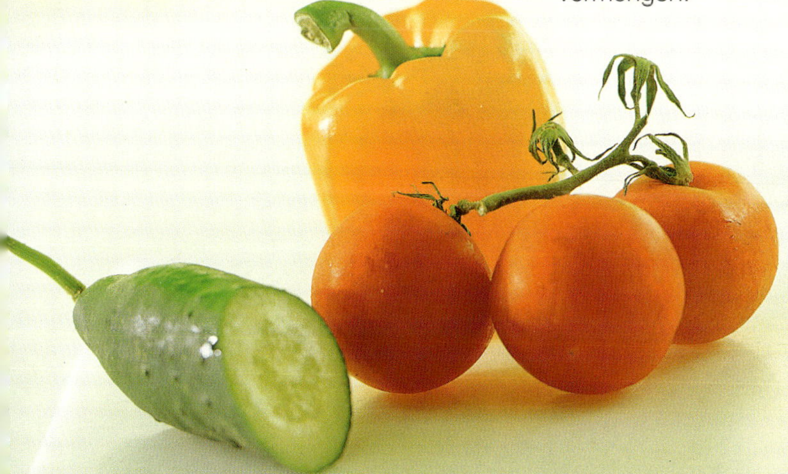

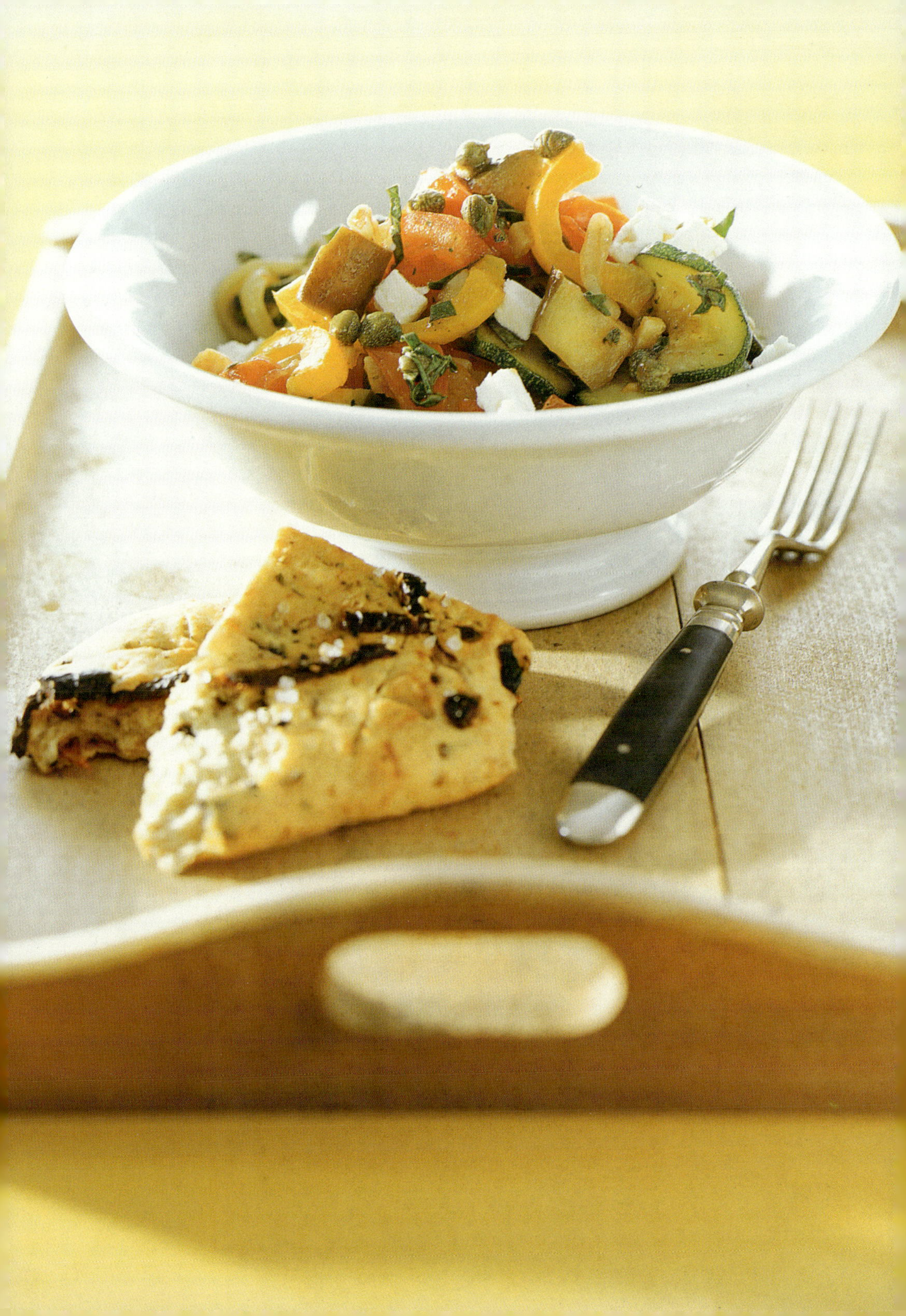

Abendessen

Fladenbrot

100 g Dinkel- oder Weizenvollkornmehl
100 g Halbweißmehl/Mehl Typ 550
1 TL Meersalz
15 g Frischhefe
1,25 dl/125 ml lauwarmes Wasser
1 EL Olivenöl nativ extra
5 entsteinte schwarze Oliven
20 g getrocknete Tomaten
1 unbehandelte Zitrone, davon einige Schalenstreifchen
1 TL Provencekräuter
wenig grobkörniges Salz

1. Die beiden Mehlsorten und das Salz in einer großen Schüssel mischen, in der Mitte eine Mulde formen. Die Hefe im lauwarmen Wasser auflösen, mit dem Öl in die Mulde gießen. Alles zu einem elastischen Teig kneten. Je nach Feuchtigkeit etwas Mehl oder Wasser einarbeiten. Die Schüssel zudecken, den Teig an einem warmen Ort auf das doppelte Volumen aufgehen lassen.
2. Den Backofen auf 180 °C vorheizen.
3. Oliven, Tomaten und Zitronenschale in Streifchen schneiden, mit den Kräutern in den Teig einarbeiten. Kneten.
4. Den Teig auf einem eingeölten großen Backblech dünn ausrollen, mit einem scharfen Messer gitterartig einschneiden. Eventuell mit wenig Olivenöl bestreichen und mit grobkörnigem Salz bestreuen.
5. Fladenbrot im vorgeheizten Backofen bei 180 °C rund 20 Minuten backen.

Varianten

Oliven durch Feta ersetzen. Den Käse zerbröckeln und vor dem Backen auf dem Teig verteilen, mit wenig Olivenöl beträufeln. Oder nur fein gehackte Rosmarinnadeln und durchgepressten Knoblauch verwenden.

Frühstück

Hirse-Jogurt-Creme mit Früchten

3 dl/300 ml ungezuckerter Fruchtsaft, z. B. Orangensaft
1 TL Bourbon-Vanillezucker
60 g feines Goldhirsemehl
1 Becher (180 g) Jogurt natur
200 g Saisonfrüchte, z. B. Aprikosen, Pfirsiche, Beeren, Kirschen

1. Den Fruchtsaft mit dem Vanillezucker aufkochen und das Hirsemehl einrühren. Die Hitze reduzieren, Hirse unter ständigem Rühren 1 bis 2 Minuten köcheln lassen. Auskühlen lassen.
2. Den Jogurt mit der Hirse vermengen. Die Früchte je nach Größe zerkleinern und unterrühren.

Tipp
Für ein Dessert wenig Schlagrahm/Schlagsahne unterheben.

Variante
Hirsemehl durch Dinkelmehl ersetzen.

Zwischenmahlzeit (pro Person)

1 Apfel-Muffin

Mittagessen

Blattsalat mit Ei und Nussvinaigrette

100 g Saison-Blattsalat
1 hart gekochtes Freilandei
6 Baumnuss-/Walnusskerne

Sauce
1 EL milder Kräuteressig
2 EL Wasser
1 TL Senf
wenig Meersalz
Pfeffer, frisch gemahlen
1 EL Baumnuss-/Walnussöl

1. Den Blattsalat waschen und trocken schleudern.
2. Das Ei schälen und grob hacken. Mit dem Blattsalat vermengen. Auf Tellern anrichten.
3. Sauce zubereiten, über den Salat träufeln. Baumnüsse grob hacken und darüber verteilen.

Kabeljau mit Zitronensauce
Rezept Seite 52

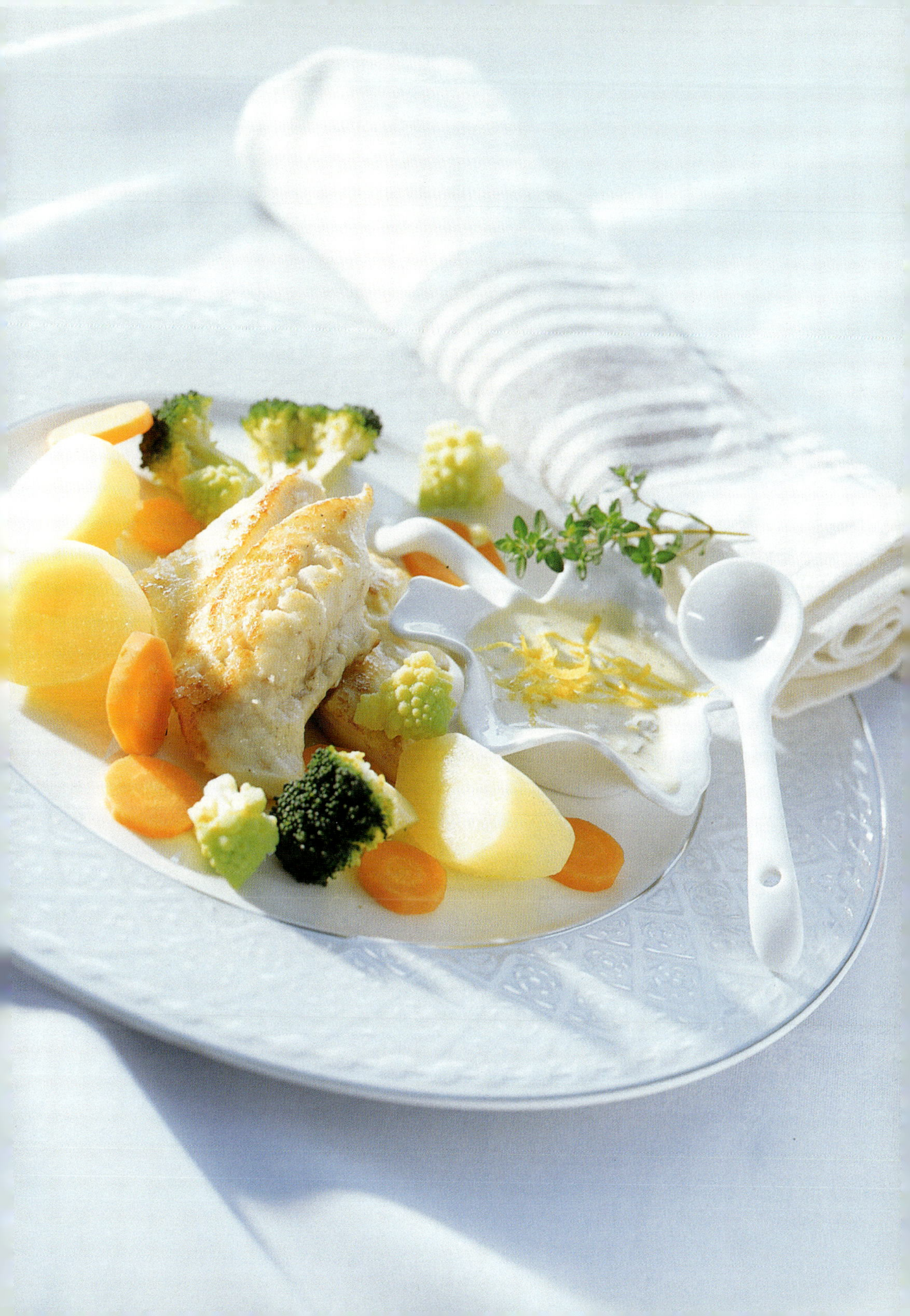

Mittagessen

Kabeljau mit Zitronensauce, Kartoffeln und Gemüse

300 g Kabeljaufilet, ohne Gräten
1/2 unbehandelte Zitrone, abgeriebene Schale und Saft
1 TL Olivenöl nativ extra
Meersalz
(Zitronen-)Pfeffer
wenig Mehl

Zitronensauce
1/2 dl/50 ml schwach gewürzte Gemüsebrühe
1/2 dl/50 ml trockener Weißwein
2 Zitronenthymianzweiglein
2 EL saurer Halbrahm/saure Sahne

1. Den Fisch unter kaltem Wasser abspülen und mit Küchenkrepp trocken tupfen.
2. Einen Teelöffel Zitronensaft mit dem Olivenöl verrühren, mit Salz und Pfeffer würzen. Den Fisch damit einpinseln.
3. Für die Sauce Gemüsebrühe, Weißwein, Zitronenschale und einen Esslöffel Zitronensaft und abgestreifte Thymianblättchen erhitzen und zur Hälfte einkochen lassen. Den sauren Halbrahm beifügen, aufkochen und kurz köcheln lassen. Warm stellen.
4. Den Fisch auf einer Seite anbraten, die andere Seite mit etwas Mehl bestäuben und nach 3 Minuten (je nach Dicke) wenden. Auf der ausgeschalteten Wärmequelle zugedeckt 2 bis 4 Minuten durchziehen lassen.
5. Den Fisch auf vorgewärmten Tellern anrichten. Die Sauce darüber gießen oder separat dazu servieren. Mit Zitronenthymian und einigen Zitronenschalenstreifchen garnieren.

Beilage
Mit im Dampf gegarten Kartoffeln und Gemüse servieren, z. B. Karotten, Romanesco, Brokkoli, Spinat.

Variante
Einen anderen frischen Meeresfisch oder tiefgekühlte Fischfilets verwenden.

Abbildung Seite 51

Dessert (pro Person)

150 g (Wasser-)Melone oder andere Saisonfrüchte

Zwischenmahlzeit (pro Person)

150 g Himbeeren oder andere Saisonfrüchte
1 Becher (180 g) Jogurt natur

Abendessen

Fitnessteller

1/2 Rettich
2 Karotten
2 Tomaten
1/2 Honigmelone
einige Salatblätter
6 EL Maiskörner aus Glas/Dose
4 EL gekochte Hülsenfrüchte,
z. B. rote oder weiße Bohnen
2 EL Gartenkresse
4 Scheiben Rohschinken, etwa 50 g

Sauce
1 EL Sherryessig
1 EL milder Obstessig
3 EL Wasser
1 TL milder Senf
Kräutermeersalz
Pfeffer, frisch gemahlen
2 EL Olivenöl nativ extra

1. Den Rettich und die Karotten schälen und grob raspeln. Den Stielansatz bei den Tomaten entfernen, die Früchte halbieren und quer in Scheiben schneiden. Die Melone schälen und entkernen, in vier Segmente teilen.
2. Die Sauce zubereiten.
3. Klein geschnittenes Gemüse, Maiskörner, Bohnen und Kresse auf Tellern anrichten. Die Sauce darüber träufeln. Melonen und Rohschinken dazu legen.

Pro Person zusätzlich zwei Vollkornbrötchen oder zwei Scheiben Vollkornbrot.

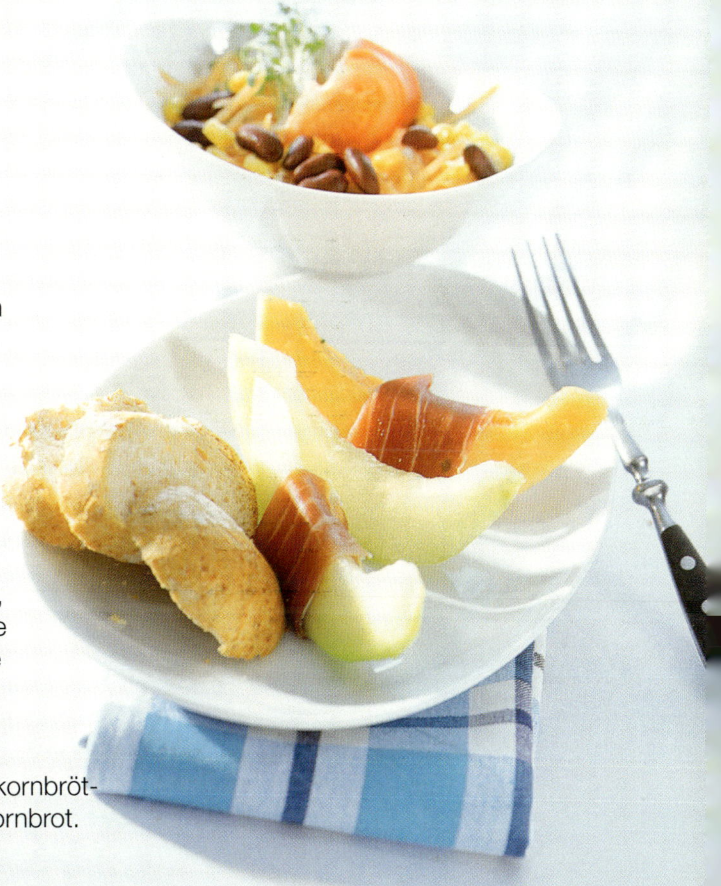

Frühstück

Melonen-Beeren-Mix mit Fruchtjogurt

1/2 Melone
150 g Beeren, z. B. Himbeeren, Erdbeeren
300 g Fruchtjogurt

2 Rosinenbrötchen
wenig Butter

1. Die Melone entkernen und schälen, das Fruchtfleisch in Würfel schneiden, mit den Beeren mischen und in Glasschalen füllen.
2. Den Jogurt separat servieren.
3. Rosinenbrötchen mit wenig Butter bestreichen, dazu essen.

Zwischenmahlzeit

Vollkornbrötchen mit Schnittlauchquark

2 Vollkornbrötchen

3 EL Magerquark
1 TL milder Senf
1 EL fein geschnittener Schnittlauch
je 2 Salatblätter und Tomatenscheiben

1. Quark, Senf sowie Schnittlauch verrühren.
2. Die Brötchen halbieren und mit dem Quark bestreichen. Je ein Salatblatt und eine Tomatenscheibe dazwischen legen.

Mittagessen

Salat mit Sprossen

100 g gemischter Blattsalat, z. B. Kopfsalat, Lollo, junger Spinat, wenig Brunnenkresse
1 kleine Karotte
2 Radieschen
2 EL Sprossen, z. B. Zwiebel-, Alfalfa- oder Rettichsprossen
1 EL Kürbiskerne

Sauce
1 EL Apfelessig
4 EL Apfelsaft naturtrüb
Kräutermeersalz
Pfeffer, frisch gemahlen
2 EL kalt gepresstes Distelöl

1. Den Blattsalat waschen und trocken schleudern.
2. Die Karotte schälen und fein raspeln. Die Radieschen in Viertel schneiden.
3. Die Sauce zubereiten.
4. Blattsalat, Karotten. Radieschen und Sprossen mischen, auf Tellern anrichten. Die Sauce darüber träufeln. Mit den Kürbiskernen garnieren.

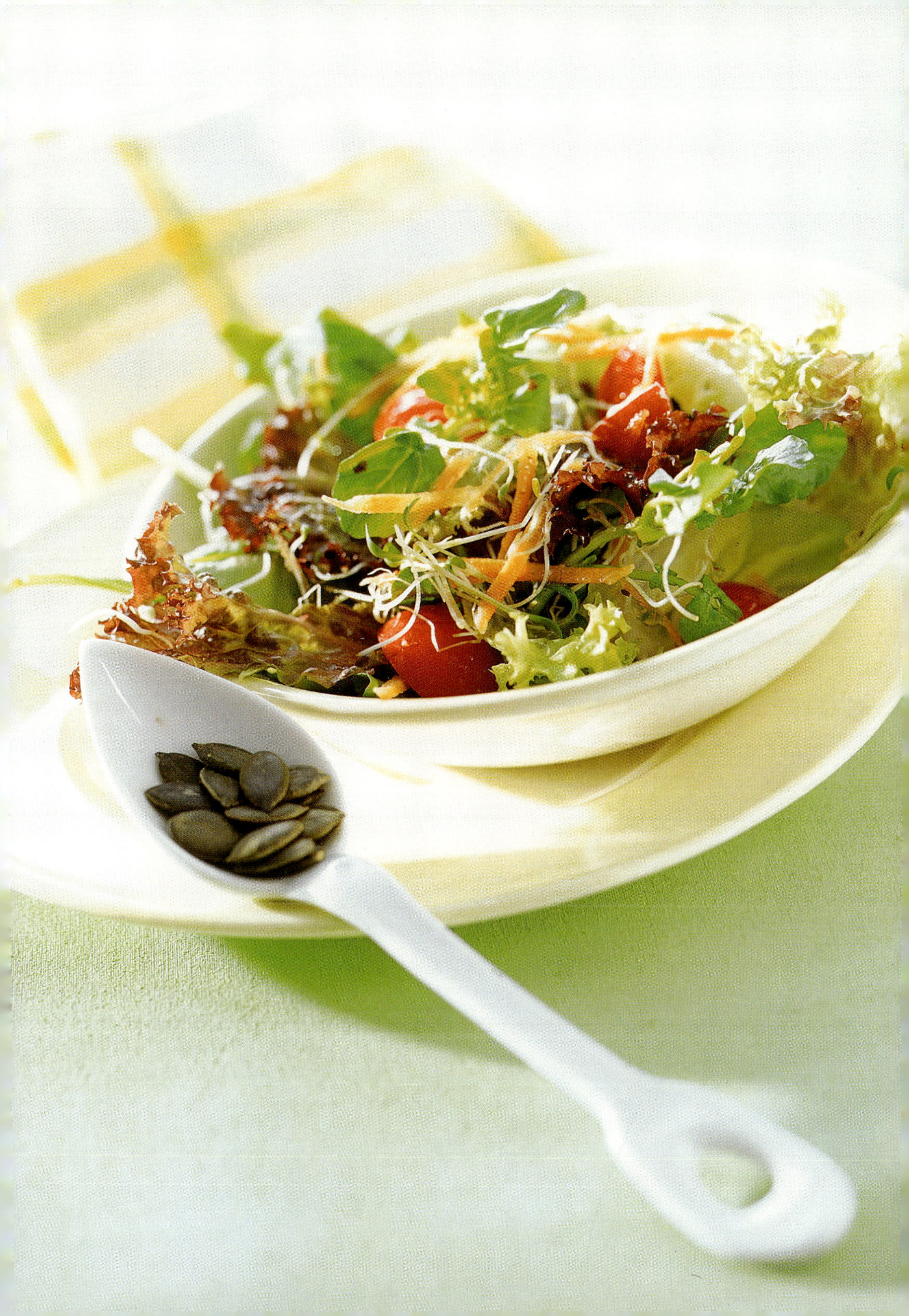

Mittagessen

Lasagne mit Gemüsefüllung

100 g Vollkorn-Lasagneblätter

2 EL Olivenöl nativ extra
1 Zwiebel
2 Knoblauchzehen
3 Fleischtomaten
1 Aubergine
2 mittelgroße Zucchini
1 EL Gemüsebrühepulver
einige Oreganozweiglein
einige Basilikumblätter
Kräutermeersalz
Pfeffer, frisch gemahlen
50 g geriebener Parmesan

wenig Olivenöl für die Form

1. Die Zwiebel und die Knoblauchzehen schälen, fein hacken. Von den Tomaten den Stielansatz entfernen, die Früchte würfeln. Bei der Aubergine den Stielansatz entfernen, die Zucchini beidseitig kappen, beide Gemüse in kleine Würfel schneiden.
2. Die Zwiebeln und den Knoblauch im Öl andünsten. Das Gemüse kurz mitdünsten. Das Gemüsebrühepulver und die fein geschnittenen Kräuter darüber streuen, bei schwacher Hitze etwa 10 bis 15 Minuten garen, würzen.
3. Die Lasagneblätter in reichlich Salzwasser al dente kochen. Herausnehmen und auf einem Küchentuch ausbreiten.
4. Den Backofen auf 200 °C vorheizen.
5. Eine Gratinform mit Öl einpinseln. Den Boden mit der Gemüsesauce bedecken. Darauf eine Lage Lasagneblätter legen, diese mit Sauce bedecken, wieder eine Lage Lasagneblätter, abschließen mit der Sauce. Den Käse darüber streuen.
6. Die Lasagne im vorgeheizten Backofen bei 200 °C rund 25 Minuten backen.

Dessert (pro Person)

1/4 Melone oder
150 g Beeren oder andere Saisonfrüchte

Zwischenmahlzeit

Erdbeer-Buttermilch-Kaltschale

250 g Erdbeeren
2,5 dl/250 ml Buttermilch
1 EL Akazienhonig
1 TL Bourbon-Vanillezucker
einige Zitronenmelisseblättchen

1. Die Erdbeeren entstielen, zerkleinern, zusammen mit Buttermilch, Honig, Vanillezucker und der Hälfte der Zitronenmelisse in ein hohes Gefäß geben und pürieren.
2. Die Kaltschale in Gläser füllen, kühl stellen. Vor dem Servieren mit Zitronenmelisse garnieren.

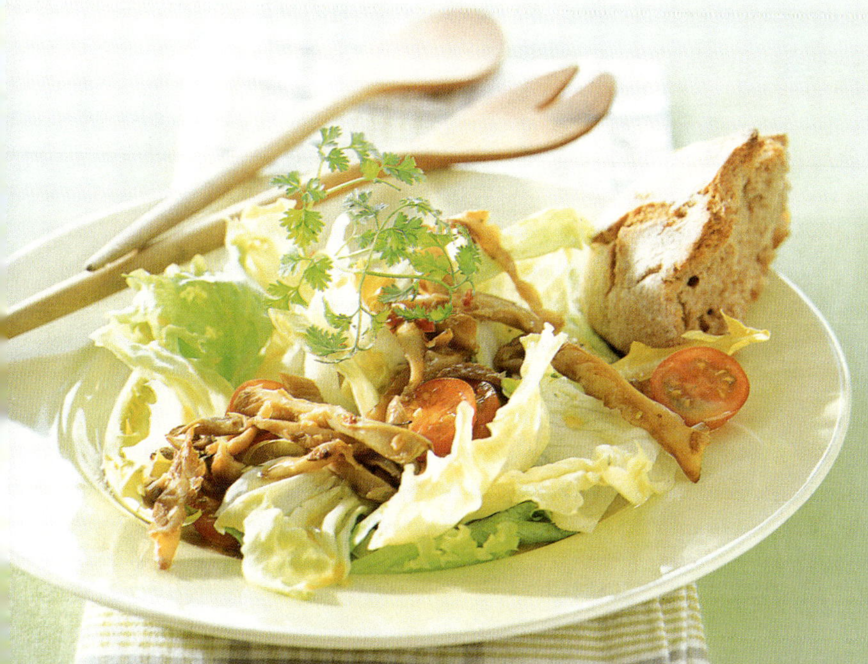

Abendessen

Gebratene Austernpilze auf Blattsalat

100 g Saison-Blattsalat
6 Cherrytomaten

Sauce
1 EL weißer Balsamico-Essig
1 TL milder Senf
2 EL Gemüsebrühe
Meersalz
Pfeffer, frisch gemahlen
1 EL Olivenöl nativ extra

Pilze
1 EL Olivenöl nativ extra
1 kleine Knoblauchzehe
wenig roter Peperoncino/ Chilischote
200 g Austernpilze

einige Kerbelblättchen

1. Die Sauce zubereiten.
2. Die Knoblauchzehe schälen und fein hacken. Peperoncino entkernen und ebenfalls fein hacken. Die Austernpilze putzen, nicht wässern, in feine Streifen schneiden.
3. Das Olivenöl erhitzen, zuerst Knoblauch und Peperoncino, dann die Austernpilze zufügen und scharf anbraten. Mit Salz und Pfeffer würzen. Immer wieder wenden oder die Pfanne rütteln.
4. Die Cherrytomaten halbieren, mit dem Blattsalat auf Tellern anrichten. Die gebratenen Pilze darüber verteilen, mit der Sauce beträufeln. Mit gezupften Kerbelblättchen garnieren.

Pro Person ein Vollkornbrötchen dazu reichen.

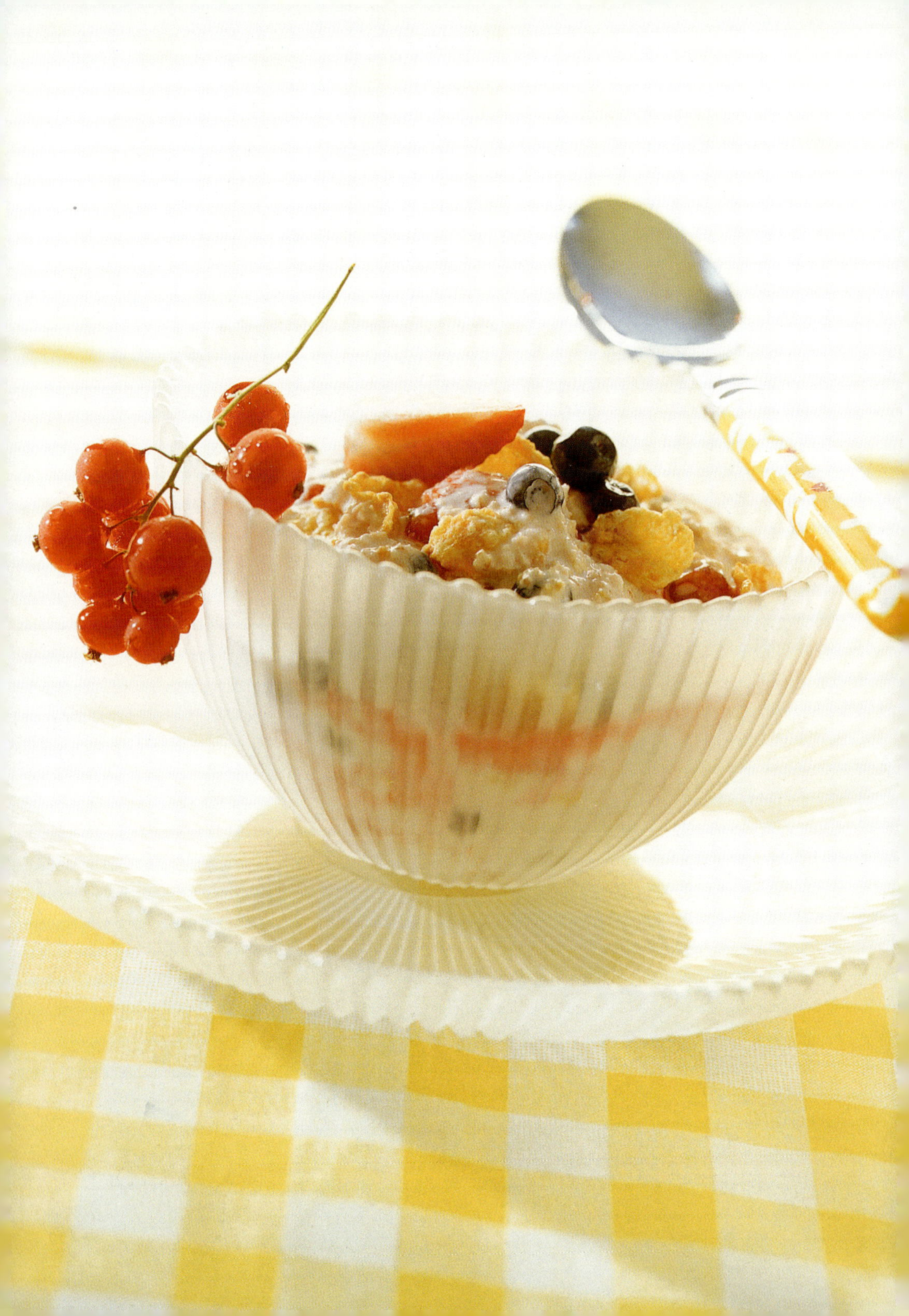

Frühstück

Knusper-Müesli mit bunten Beeren

80 g feine Haferflocken oder Flockenmischung
1,5 dl/150 ml Wasser
150 g Erdbeeren
150 g Magerquark
1–2 TL Akazienhonig
100 g Johannisbeeren
100 g Blaubeeren/Heidelbeeren
3 EL Cornflakes (Reformhaus)

1. Die Haferflocken etwa 10 Minuten in der Milch einweichen.
2. Die Erdbeeren entstielen und klein schneiden. Die Hälfte davon mit dem Magerquark pürieren. Den Honig unterrühren und mit den Haferflocken vermengen.
3. Die Beeren von den Stielen zupfen, zusammen mit den Cornflakes und den restlichen Erdbeeren unter das Müesli mischen.

Bild

Zwischenmahlzeit (pro Person)

1 Pfirsich oder
1 Nektarine oder
150 g Saisonfrüchte

Mittagessen

Lauwarmer Bohnensalat provençale

200 g Stangenbohnen
1 große Fleischtomate
6 entsteinte schwarze Oliven

Sauce
2 EL Olivenöl nativ extra
1 kleine Knoblauchzehe
1 kleine Schalotte
1 EL fein gehackte Provencekräuter, Thymian, Basilikum, Majoran, Rosmarin
1–2 TL weißer Balsamico-Essig
Meersalz
Pfeffer, frisch gemahlen

1. Die Bohnen putzen, d. h. den Stielansatz wegschneiden, Fäden abziehen. Im Dampfkörbchen knackig garen.
2. Die Tomate an der Spitze kreuzweise einschneiden, in einem Schaumlöffel in kochendes Wasser tauchen, bis sich die Haut löst, unter kaltem Wasser abschrecken, die Haut abziehen, die Frucht achteln. Die Knoblauchzehe und die Schalotte schälen und fein hacken.
3. Knoblauch und Schalotten mit den Kräutern im Öl andünsten, die Bohnen zufügen und vermengen.
4. Bohnen, Tomaten und Oliven auf Tellern anrichten. Den Balsamico-Essig darüber träufeln, würzen.

Variante
Provencekräuter durch Bohnenkraut oder Basilikum ersetzen. Bohnen durch Kefen/Zuckerschoten/Kaiserschoten ersetzen.

Mittagessen

Hirsotto-Kugeln mit Gemüse

Hirsotto
1 EL Olivenöl nativ extra
100 g Lauch
1/4 TL Kurkuma (Gelbwurz)
2,5 dl/250 ml Wasser
1/2 dl/50 ml trockener Weißwein
100 g Goldhirse, gewaschen
1/2 dl/50 g Rahm/süße Sahne
2 EL geriebener Parmesan
Meersalz
Pfeffer, frisch gemahlen

Gemüse
1 EL Olivenöl nativ extra
400 g Saisonmischgemüse, z. B. Karotten, Zucchini, (Stangen-)Sellerie
1 kleine Schalotte
ca. 1 dl/100 ml Gemüsebrühe
3 Zweiglein Petersilie
2 EL Mandelblättchen, trocken geröstet

1. Den Lauch putzen, zuerst längs vierteln, dann quer in Streifchen schneiden, waschen und trocken schleudern. Den Lauch im Öl andünsten, Kurkuma darüber streuen. Das Wasser und den Weißwein angießen und erhitzen. Hirse einrühren, bei kleiner Hitze rund 5 Minuten köcheln lassen, dann auf der ausgeschalteten Wärmequelle zugedeckt etwa 25 Minuten quellen lassen.

2. Gemüse putzen und klein schneiden, die Schalotte schälen und fein hacken.

3. Schalotten im Öl andünsten, das Gemüse zugeben. kurz mitdünsten. Gemüsebrühe angießen, das Gemüse knackig garen. Fein gehackte Petersilie unterrühren.

4. Den Rahm unter die Hirse rühren, erhitzen. Den Käse unterrühren, würzen mit Salz und Pfeffer.

5. Von der Hirse mit dem Eisportionierer Kugeln abstechen, auf Tellern anrichten. Das Gemüse dazu geben. Mit den Mandelblättchen bestreuen.

Dessert (pro Person)

150 g Aprikosen oder andere Saisonfrüchte

Zwischenmahlzeit (pro Person)

1 Apfel-Muffin
1 Becher (180 g) Jogurt natur

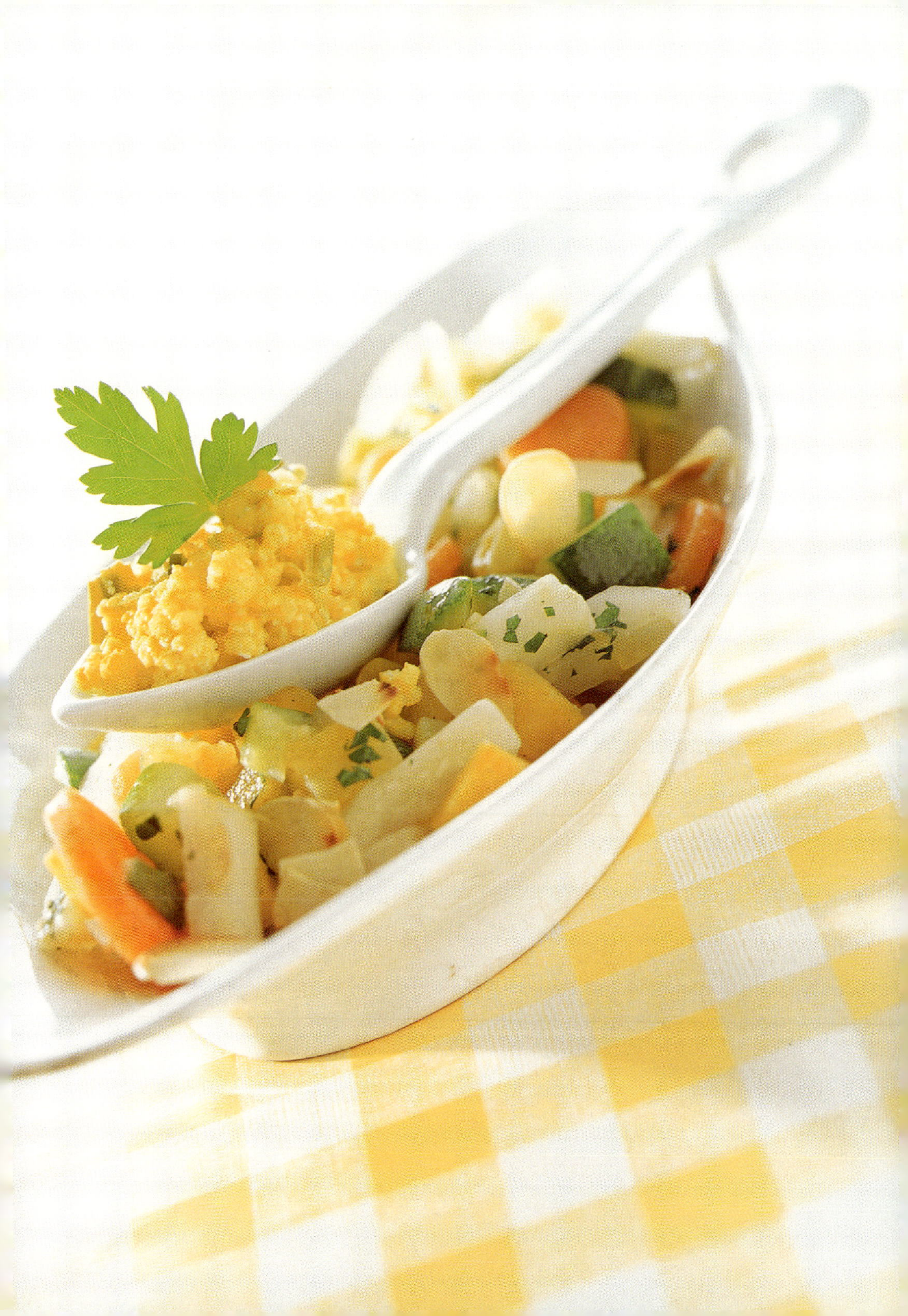

Abendessen

Knackiger Mischsalat

1/2 Kohlrabi
200 g Karotten
4 Radieschen
einige Salatblätter, z. B. grüner Lollo
6 Haselnüsse

Sauce
1 EL milder Obstessig
1 TL milder Senf
2 EL Wasser
Kräutermeersalz
Pfeffer, frisch gemahlen
1 EL kalt gepresstes Sonnenblumenöl
1/2 Bund Schnittlauch

1. Kohlrabi und Karotten schälen. Den Kohlrabi zuerst in Scheiben, dann in Stäbchen schneiden. Karotte und Radieschen ebenfalls in Stäbchen schneiden. Haselnüsse in Scheiben schneiden.
2. Die Sauce zubereiten. Den Schnittlauch fein schneiden und unterrühren.
3. Gemüse und Blattsalat mit der Sauce vermengen, anrichten. Die Haselnüsse darüber streuen.

Abendessen

Rosmarinkartoffeln aus dem Ofen

6–8 kleine Frühkartoffeln
1 EL Olivenöl nativ extra
grob körniges Salz
2 Rosmarinzweiglein

1. Den Backofen auf 200 °C vorheizen.
2. Kartoffeln unter fließendem Wasser gut bürsten, samt Schale längs halbieren. Mit der Schnittfläche nach oben in eine geölte Gratinform dicht nebeneinander legen. Mit dem Öl bepinseln. Wenig Salz darüber streuen. Die Rosmarinzweiglein darauf legen.
3. Die Kartoffeln im vorgeheizten Backofen bei 200 °C rund 20 Minuten backen.

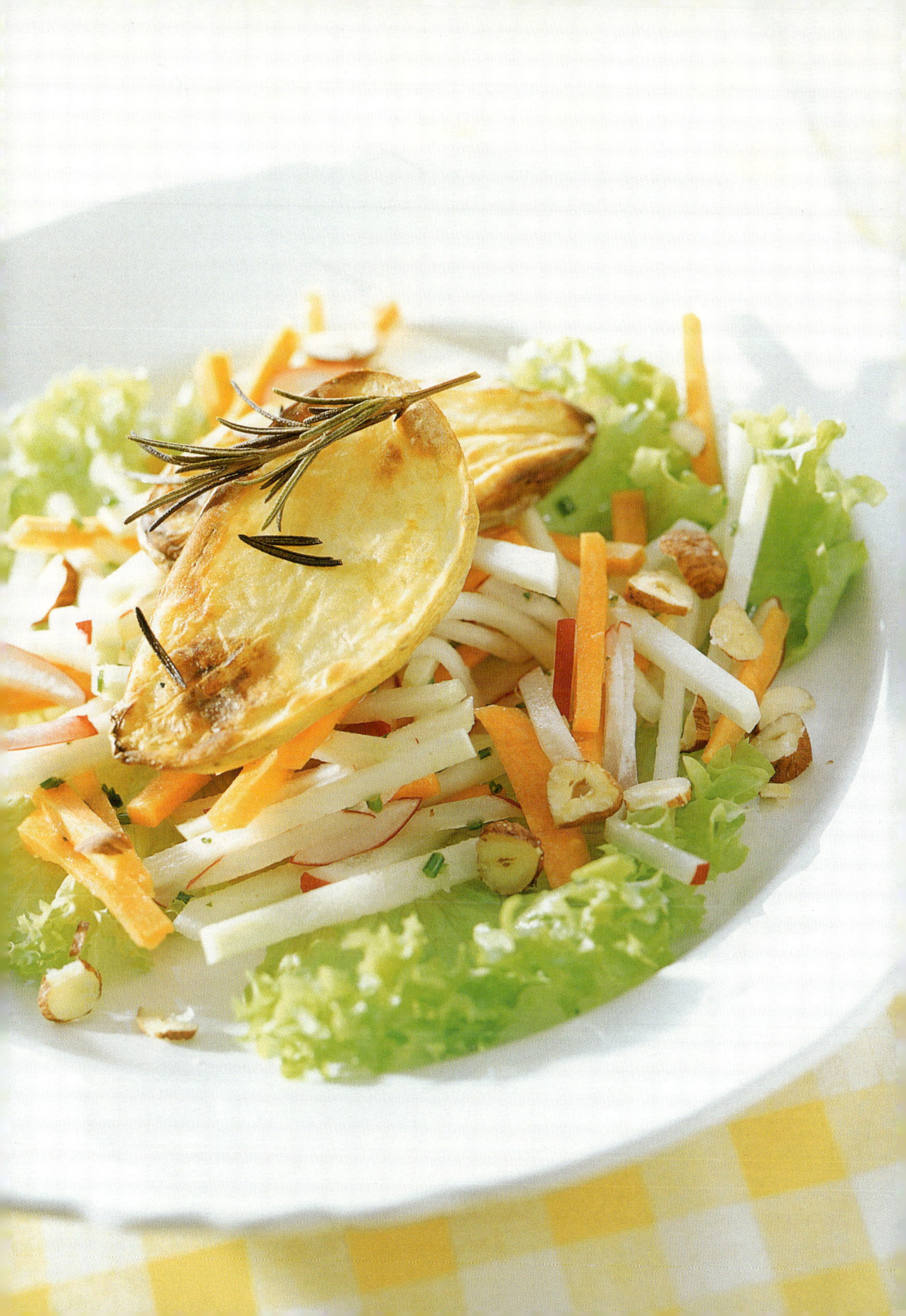

Frühstück

2 Vollkornzöpfchen
wenig Butter
2 EL Blütenhonig oder Konfitüre
4 dl/400 ml ungezuckerter Fruchtsaft

Zwischenmahlzeit (pro Person)

1 Rosinenbrötchen
1 Apfel

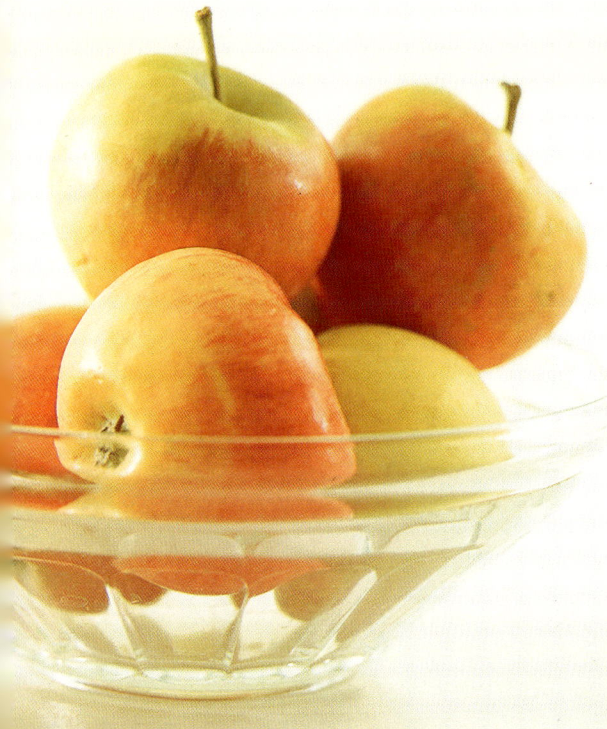

Mittagessen

Spargel mit Kräutersauce auf Blattsalat

300 g weißer Spargel
50 g grüner oder roter Lollo oder anderer Blattsalat

Sauce
2 EL Sauerrahm/saure Sahne
1 TL frisch gepresster Zitronensaft
1 TL weißer Balsamico-Essig
Meersalz
Pfeffer, frisch gemahlen
1 EL kalt gepresstes Sesamöl

1 EL fein geschnittene Kräuter, z.B. Schnittlauch, Bärlauch, Kerbel

1. Den Spargel großzügig schälen und in 4 cm lange Stücke schneiden. Im Dampfkörbchen knackig garen.
2. Den Blattsalat waschen und trocken schleudern, eventuell zerkleinern, auf Tellern anrichten. Die Spargelstücke darauf verteilen. Die Sauce zubereiten und darüber träufeln. Mit den Kräutern bestreuen.

Mittagessen

Poulet-Gemüse-Pfanne mit Spätzle

300 g Bio-Poulet-/Hähnchenfleisch
1 EL Maiskeimöl
1 EL Sojasauce
je 1 Msp mildes Curry-, Zimt-, Nelken- und Ingwerpulver
Pfeffer, frisch gemahlen
Meersalz
1/2 dl/50 ml trockener Weißwein
1 dl/100 g Rahm/süße Sahne

1 EL Olivenöl nativ extra
1 kleine Zwiebel
je 200 g Karotten, (Stangen-)Sellerie und Lauch
1 dl/100 ml Gemüsebrühe
Meersalz, Pfeffer

200 g Spätzle ohne Ei

1 Hand voll Sojasprossen

1. Das Fleisch in mittelgroße Würfel schneiden. Für die Marinade Öl, Sojasauce und Gewürze verrühren. Das Fleisch mit der Marinade gut vermengen, etwa 20 Minuten marinieren. In ein Sieb abgießen, abtropfen lassen, Marinade auffangen.
2. Die Zwiebel schälen und fein hacken. Die Karotte schälen und in Stäbchen schneiden. Beim Stangensellerie grobe Fäden abziehen, die Stängel in Scheiben schneiden. Den Lauch putzen und in Ringe schneiden, gut waschen.
3. Die Zwiebeln im Öl andünsten, Karotten und Sellerie zugeben und kurz mitdünsten. Die Gemüsebrühe angießen, 5 Minuten köcheln lassen. Denn Lauch zugeben, 5 Minuten köcheln lassen.
4. Die Spätzle in einer beschichteten Bratpfanne kurz braten.
5. Das Fleisch in einer Bratpfanne rundum kräftig anbraten. Wein, Marinade und Rahm angießen, köcheln lassen, bis die Sauce die richtige Konsistenz hat.
6. Spätzle, Gemüse und Pouletfleisch vermengen. Sojasprossen beifügen. Mit den Gewürzen nochmals abschmecken.

Abbildung Seite 66

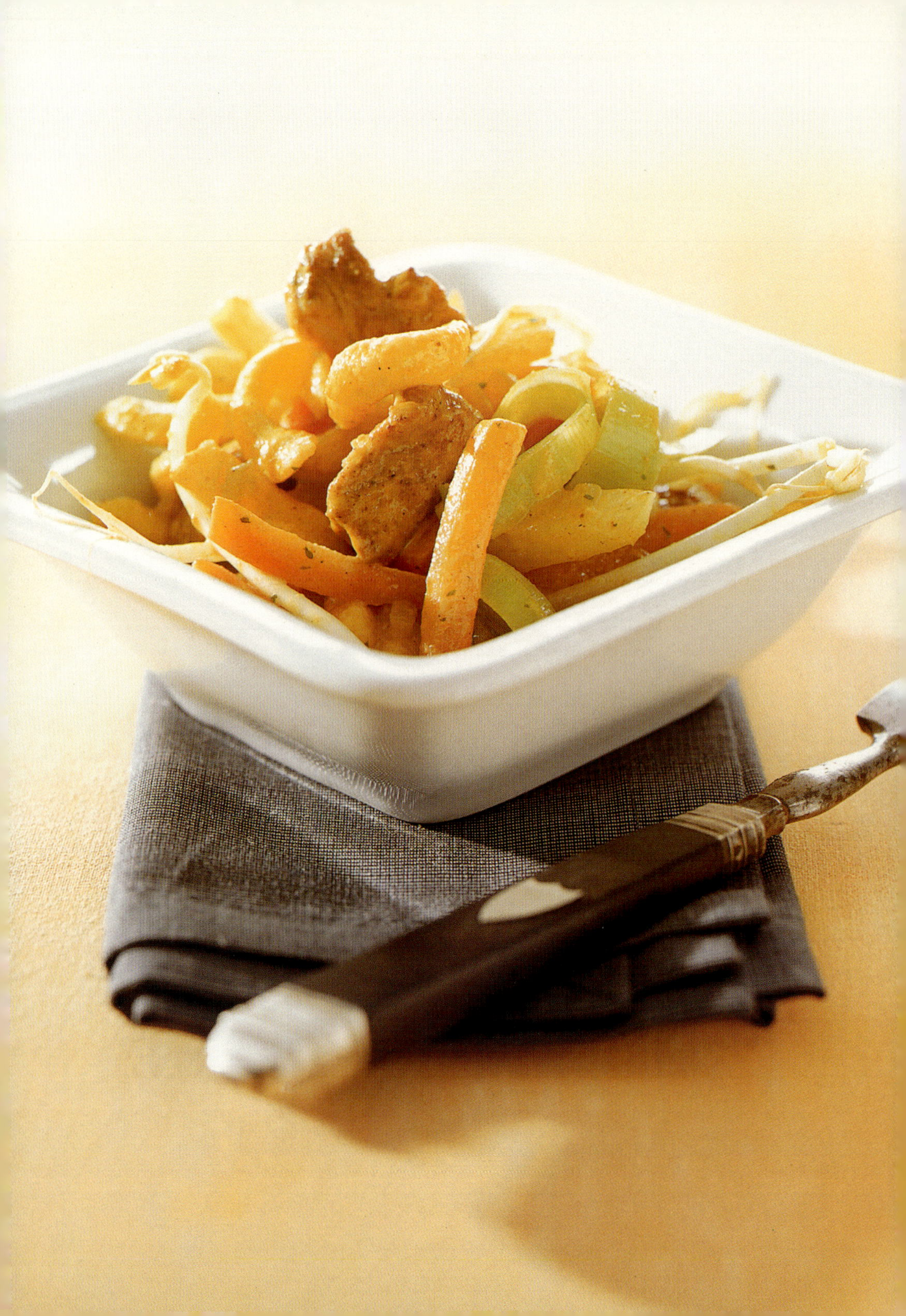

Dessert

Creme mit Beeren

Vanillecreme
2,5 dl/250 ml Milch
1 TL Pfeilwurzelmehl oder Maisstärke
1 Vanilleschote
1 großes Freilandei
1 EL Akazienhonig
1 EL Bourbon-Vanillezucker

250 g (gemischte) Beeren, je nach Saison Erdbeeren, Himbeeren, Brombeeren, Blaubeeren/Heidelbeeren
Zitronenmelisseblätter für die Garnitur

1. In einem Topf die Milch und das Pfeilwurzelmehl mit dem Schneebesen gut verrühren. Die Vanilleschote längs aufschneiden, das Mark auskratzen und zusammen mit den Schotenhälften in die Pfanne geben. Ei, Honig und Vanillezucker kräftig einrühren. Die Creme bei mittlerer Hitze unter ständigem Rühren kurz vor den Kochpunkt bringen. Den Topf sofort von der Wärmequelle nehmen und die Creme 2 bis 3 Minuten weiterrühren. In eine Schüssel umgießen und auskühlen lassen. Die Vanilleschote entfernen.
2. Die Beeren in Glasschalen verteilen. Die Vanillecreme darüber gießen. Mit Zitronenmelisseblättchen garnieren.

Zwischenmahlzeit (pro Person)

1 Apfel-Muffin
150 g Kirschen

Abbildung
Poulet-Gemüse-Pfanne mit Spätzle,
Rezept Seite 65

Abendessen

Käseküchlein

Leichter Quark-Mürbeteig
(für 2 Portionen)
200 g feines Weizen- oder Dinkelvollkornmehl
1/2 TL Meersalz
60 g kalte Butter
175 g Magerquark
1–2 EL Wasser

Füllung
1 Freilandei
100 g Jogurt natur
1 dl/100 ml Milch
Pfeffer, frisch gemahlen
wenig Meersalz
frisch geriebene Muskatnuss
70 g geriebener Greyerzer Käse
50 g geriebener Vacherin
40 g geriebener Emmentaler Käse
1/2 kleine Zwiebel

1. Für den Teig das Mehl und das Salz in einer Schüssel mischen. Die Butter in kleine Stücke schneiden, mit dem Mehl krümelig reiben. Den Quark und das Wasser zugeben, rasch zu einem Teig zusammenfügen. Nicht kneten, sonst verliert er die Mürbheit. 1 Stunde oder länger kühl stellen.
2. Den Teig halbieren. Die eine Hälfte in einen Plastikbeutel legen und verschließen, beschriften und in das Tiefkühlgerät legen. Die andere Hälfte ausrollen. 4 Rondellen von 10 bis 12 cm Durchmesser ausstechen, in die gut eingefetteten Förmchen legen. Den Teigboden mit einer Gabel mehrmals einstechen.
3. Den Backofen auf 220 °C vorheizen.
4. Ei, Jogurt und Milch verrühren, würzen. Käse und fein gehackte Zwiebel unterrühren, vermengen. Auf die Förmchen verteilen.
5. Die Käseküchlein im vorgeheizten Ofen bei 220 °C rund 20 Minuten backen.

Tipps
Man kann den tiefgekühlten Teig in der zweiten Woche (am 11. Tag) für den Zucchinikuchen verwenden.

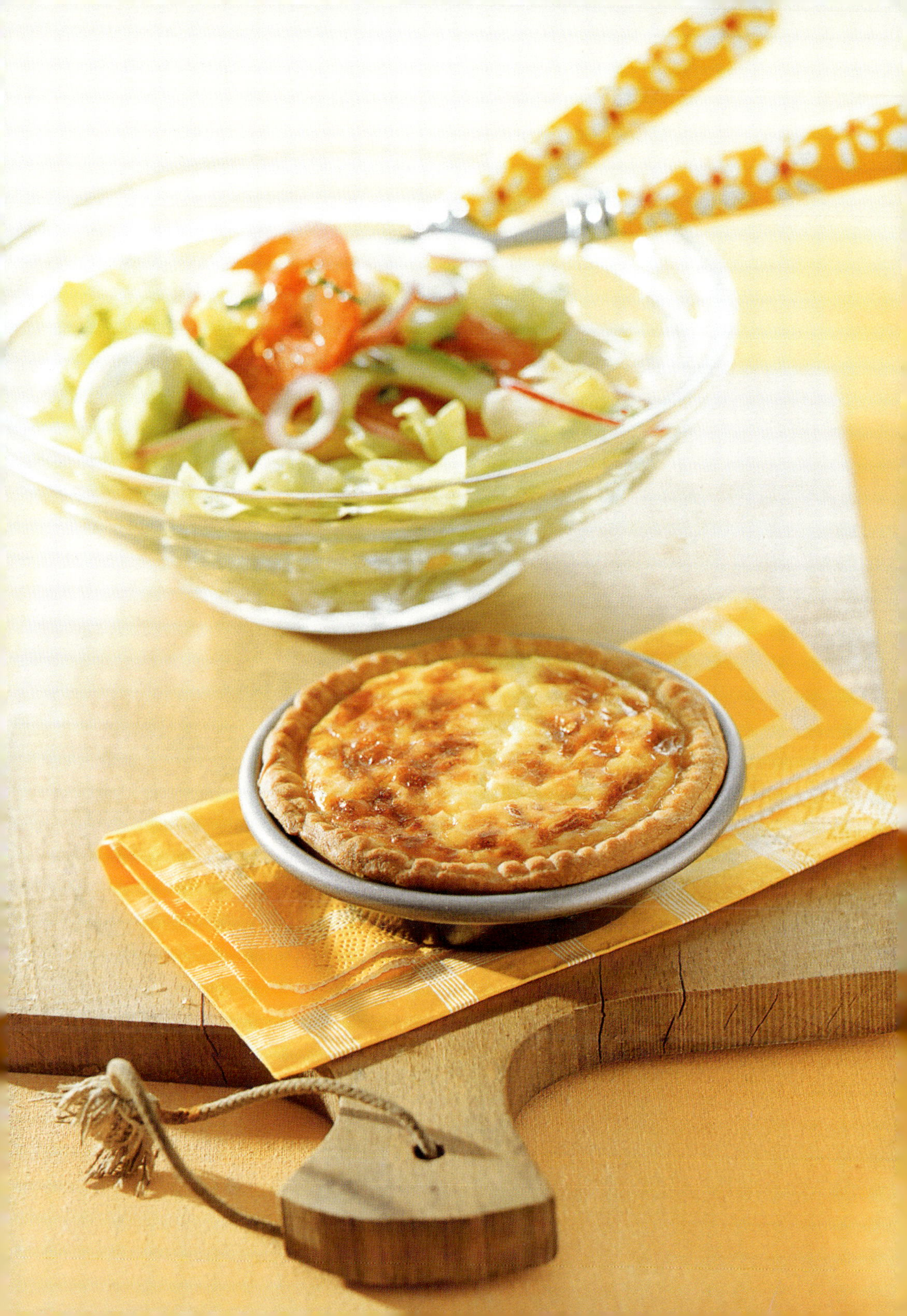

Abendessen

Bunter Eisbergsalat

1/2 Eisbergsalat
1 kleine rote Zwiebel
2 Tomaten
1/2 Freilandgurke
4 Maiskölbchen aus dem Glas

Sauce
1 EL Rotweinessig
1 TL milder Senf
2 EL Wasser
1 TL Akazienhonig
Pfeffer, frisch gemahlen
Meersalz
2 EL Olivenöl nativ extra
einige Basilikumblätter
1 (Zitronen-)Thymianzweiglein

1. Den Eisbergsalat in Streifen schneiden. Die Zwiebel schälen und in feine Ringe schneiden. Bei den Tomaten den Stielansatz entfernen, die Früchte in nicht zu feine Scheiben schneiden. Die Gurke längs halbieren, die Kerne entfernen, die Hälften in Scheiben schneiden. Die Maiskölbchen eventuell halbieren.
2. Die Sauce zubereiten. Die Basilikumblätter fein schneiden, zusammen mit den abgestreiften Thymianblättchen zufügen.
3. Sämtliche Zutaten mit der Sauce vermengen.

Rezepte
Menüplan
2. Woche

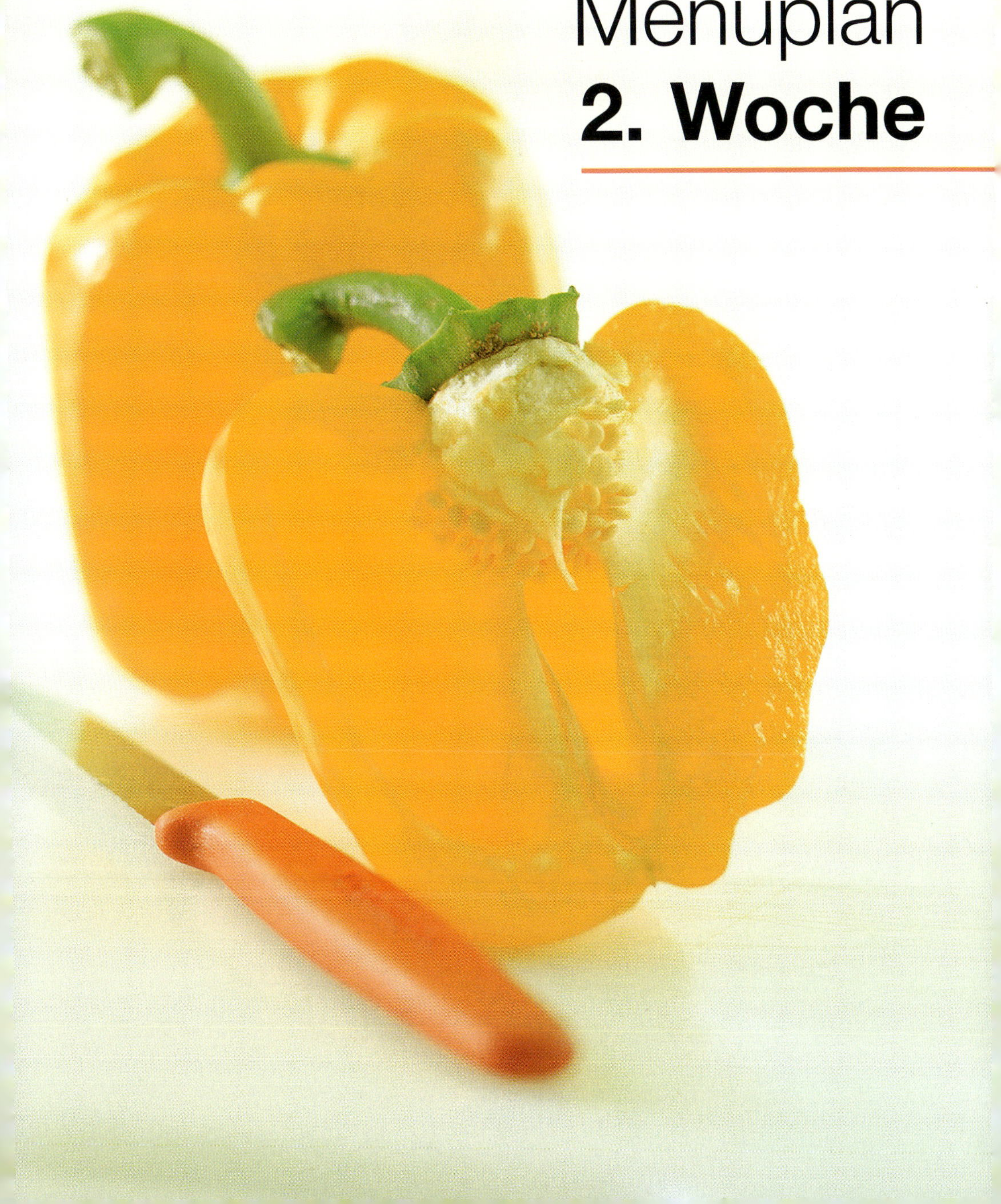

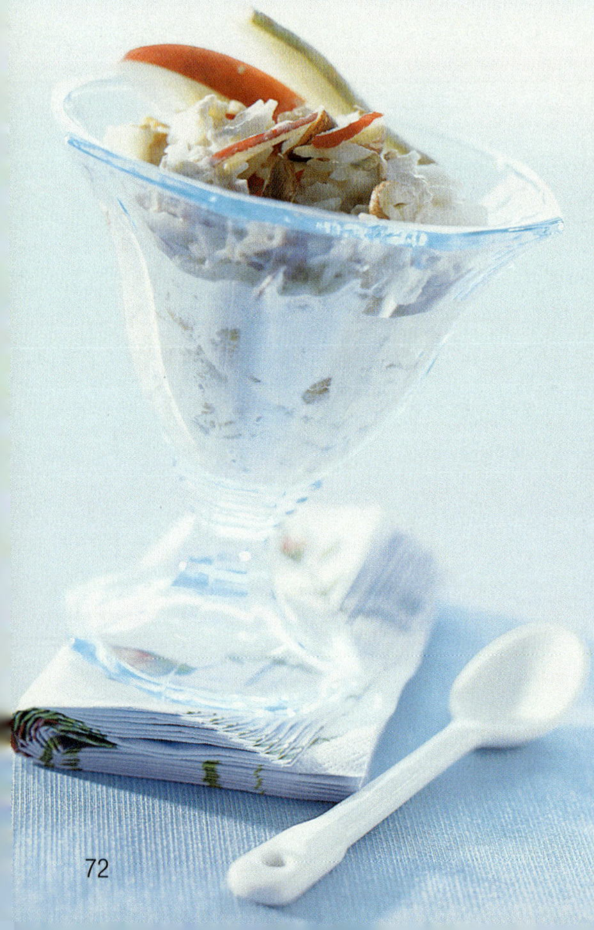

Frühstück

4-Korn-Flocken-Müesli

1 dl/100 ml Orangensaft, frisch gepresst, oder
1 dl/100 ml Bio-Orangensaft
1/2 dl/50 ml Wasser
80 g 4-Korn-Flocken-Mischung
1 Becher (180 g) Jogurt natur
1 TL Birnendicksaft
1 Apfel
1 Birne
8 Haselnüsse

1. Den Orangensaft und das Wasser mit den Flocken verrühren und etwa 10 bis 15 Minuten stehen lassen.
2. Den Jogurt und den Birnendicksaft unter die Flocken rühren. Den Apfel und die Birne halbieren, das Kerngehäuse entfernen und beides grob raspeln. Sofort untermischen. Die Nüsse grob hacken und über das Müesli streuen.

Variante
4-Korn-Flocken-Mischung durch Haferflocken ersetzen.

Zwischenmahlzeit (pro Person)

1 Banane

Mittagessen

Linsensalat

50 g braune Linsen
1,5 dl/150 ml Wasser
1 Lorbeerblatt
1 Thymianzweiglein
wenig Salatgurke
50 g Feta
einige Kopfsalatblätter

Sauce
1/2 unbehandelte Zitrone,
Schale und Saft
2 EL kalte Gemüsebrühe
Kräutermeersalz
Pfeffer, frisch gemahlen
2 EL Olivenöl nativ extra
2–3 Pfefferminzblättchen

1. Die Linsen über Nacht in reichlich Wasser einweichen. Das Einweichwasser am nächsten weggießen. Die Linsen zusammen mit Wasser, Lorbeerblatt und Thymianzweiglein aufkochen, bei schwacher Hitze rund 25 Minuten köcheln lassen. Abgießen. Lorbeerblatt und Thymianzweiglein entfernen.
2. Die Gurke schälen und in kleine Würfel schneiden. Feta zerbröckeln.
3. Die Sauce zubereiten. Die Pfefferminzblättchen fein schneiden und zufügen.
4. Linsen, Gurken und Feta mit der Sauce vermengen. Den Blattsalat auf Tellern anrichten, den Linsensalat darauf verteilen.

Mittagessen

Couscous

2 dl/200 ml Wasser
1 Msp Meersalz
125 g Couscous

1. Das Wasser mit dem Salz aufkochen, Couscous einrühren. Auf der ausgeschalteten Wärmequelle zugedeckt 15 Minuten quellen lassen.

Mittagessen

Ratatouille

3 EL Olivenöl nativ extra
1 kleine Zwiebel, fein gehackt
2 Knoblauchzehen, fein gehackt
1 kleine Aubergine, gewürfelt
2 kleine Zucchini, in Scheiben
1 gelbe Peperoni/Paprikaschote,
in Streifen
3 Tomaten. gewürfelt
wenig Thymian und Rosmarin
Pfeffer, frisch gemahlen
Meersalz
2 EL geriebener Sbrinz oder Parmesan

1. Zwiebeln und Knoblauch in der Bratpfanne im Olivenöl andünsten. Das klein geschnittene Gemüse und die Kräuter zufügen und 5 Minuten mitdünsten. Das Gemüse in eine Gratinform geben, würzen. Mit dem Käse bestreuen.
2. Das Gratin im vorgeheizten Backofen bei 220 °C etwa 15 Minuten überbacken.

Dessert (pro Person)

150 g Saisonfrüchte

Zwischenmahlzeit (pro Person)

Gemüse-Snack mit Quarkdip

150 g rohes Saisongemüse, z. B. Karotten, Gurken, Radieschen, Kohlrabi
50 g Magerquark mit fein geschnittenem Schnittlauch

Abendessen

Kartoffelküchlein mit Tsatsiki

4 mittelgroße Kartoffeln, ca. 500 g
1–2 TL Bratbutter/Butterschmalz
Meersalz
Pfeffer, frisch gemahlen
edelsüßes Paprikapulver

Tsatsiki
1/2 (100 g) Nostranogurke
1 kleine Knoblauchzehe
200 g Magerquark
1/2 Bund Dill
Meersalz
Pfeffer, frisch gemahlen

1. Die Kartoffeln schälen und auf einer Karotten- oder Selleriereibe nicht zu grob raspeln. Die Kartoffelmasse portionenweise zwischen den Händen gut ausdrücken, das Wasser weggießen.

2. Die Bratbutter in einer beschichteten Bratpfanne nicht zu stark erhitzen. Die Kartoffelmasse mit einem Esslöffel portionieren und Häufchen in die Bratpfanne setzen, etwas flach drücken. Mit Salz, Pfeffer und Paprika würzen. Auf jeder Seite rund 5 Minuten goldbraun braten.
3. Die Gurke waschen, längs halbieren, entkernen, fein raspeln (zieht sonst viel Wasser). Den Knoblauch dazupressen, den Quark zugeben, vermengen. Den Dill fein schneiden und unterrühren. Mit Salz und Pfeffer abschmecken. Separat zu den Kartoffelküchlein servieren.

Tipp
Beim Braten saugen rohe Kartoffeln viel weniger Fett auf als gekochte. Wichtig ist, dass man sie nicht zu grob (Röstireibe) und nicht zu fein (Bircherreibe) raspelt. Eine Karotten-/Selleriereibe ist ideal.

Variante
Quark mit einem Esslöffel Sauerrahm/saurer Sahne verfeinern.

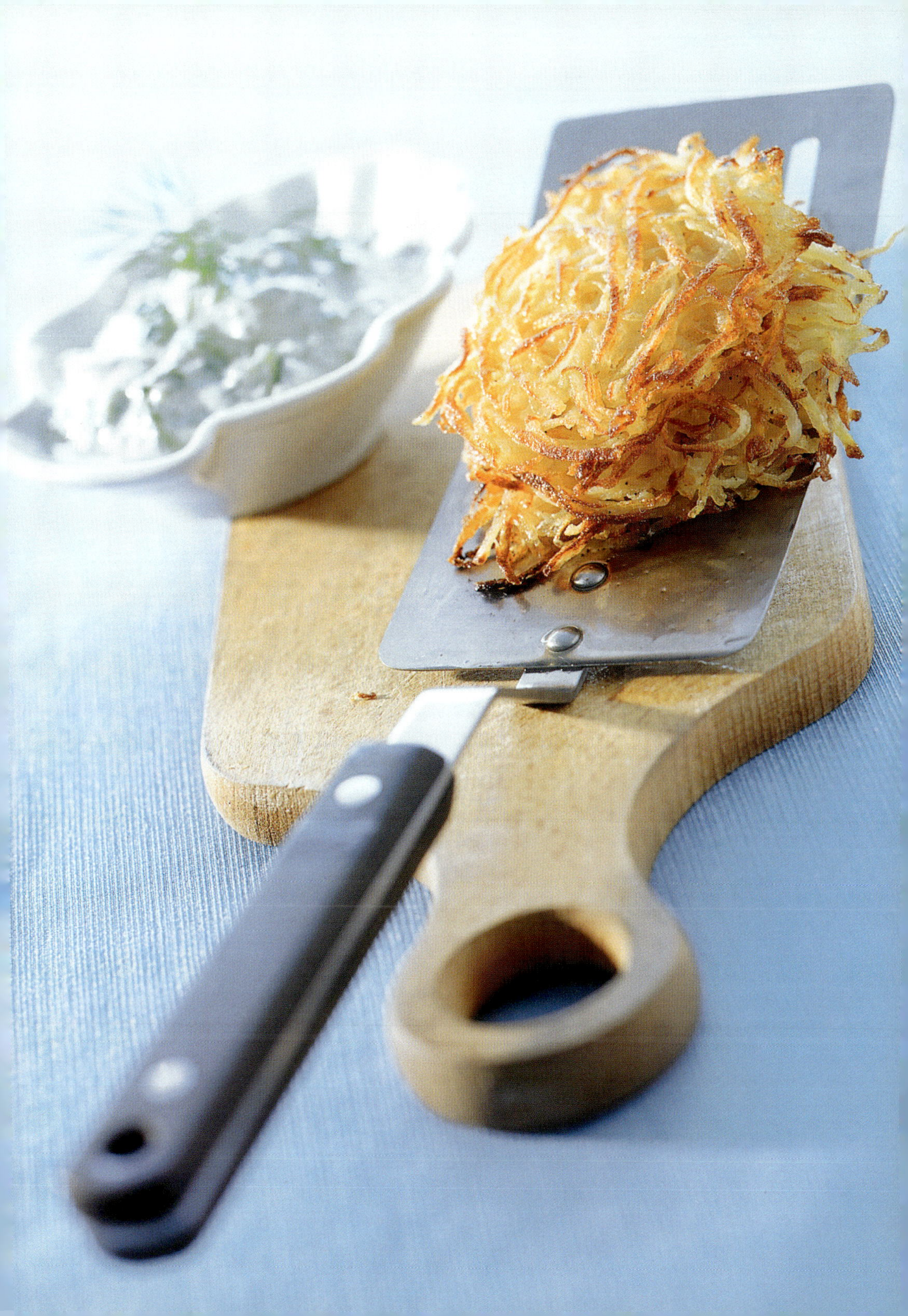

Frühstück

2 Vollkornbrötchen
wenig Butter
1 EL Blütenhonig oder Konfitüre
4 dl/400 ml Milch oder Buttermilch
2 Saisonfrüchte, z. B. Apfel, Birne, Pfirsich

Zwischenmahlzeit (pro Person)

1 Rosinenbrötchen

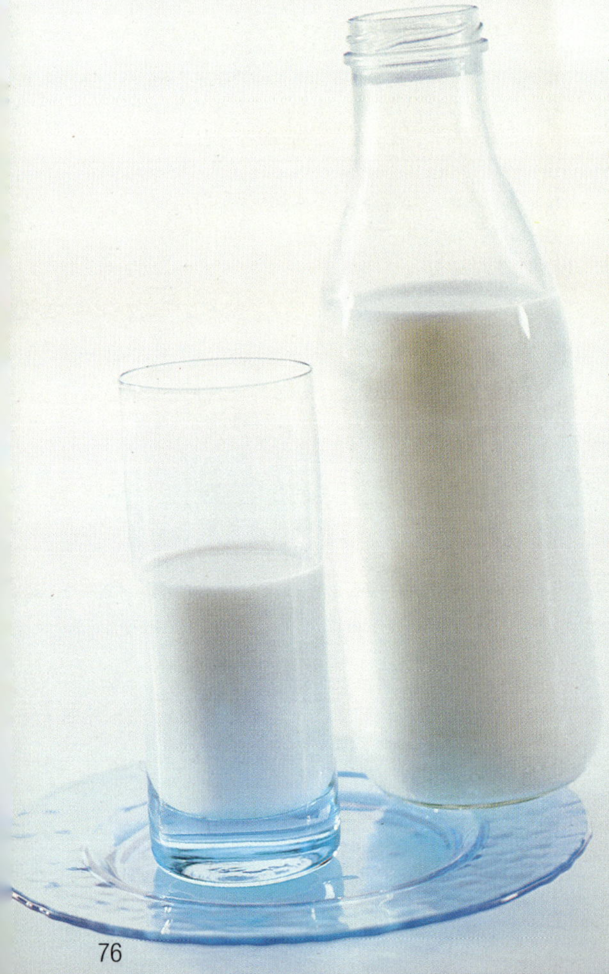

Mittagessen

Tomaten-Mozzarella-Salat

2 große Fleischtomaten
150 g Mozzarella
Meersalz
Pfeffer, frisch gemahlen
2 EL Olivenöl nativ extra
1 EL Balsamico-Essig
einige Basilikumblätter

1. Bei den Tomaten den Stielansatz kreisförmig herausschneiden. Die Tomaten in feine Scheiben schneiden. Mozzarella halbieren, in feine Scheiben schneiden.
2. Die Tomaten- und die Mozzarellascheiben abwechslungsweise kreisförmig auf Tellern anrichten. Mit Salz und Pfeffer würzen. Mit dem Olivenöl und dem Balsamico-Essig beträufeln. Basilikum in Streifen schneiden und darüber verteilen.

Variante
Für einen Griechischen Salat nimmt man zusätzlich kleine Gurkenwürfel, einige schwarze Oliven, fein geschnittene Zwiebelstreifen und anstelle des Mozzarella die gleiche Menge Feta.

Mittagessen

Spaghetti mit Pesto

200 g Vollkorn-Spaghetti
2 EL Pesto (vom Grundrezept)
3 EL Spaghetti-Kochwasser
1/2 dl/50 g Rahm/süße Sahne
2 EL geriebener Parmesan
4 Cherrytomaten, halbiert

Pesto (Grundrezept)
2 EL Pinienkerne
2 Bund Basilikum
2 Knoblauchzehen
2 EL geriebener Pecorino oder Parmesan
1,5 dl/150 ml Olivenöl nativ extra
1 TL Meersalz

Basilikum für die Garnitur

1. Für den Pesto die Pinienkerne in einer Pfanne trocken rösten, bis sie fein duften. Die Basilikumblätter fein schneiden, die Knoblauchzehen schälen und fein hacken, zusammen mit den Pinienkernen im Mörser zerstoßen oder im Cutter nicht zu fein pürieren. Die restlichen Zutaten unterrühren.
2. Die Spaghetti in reichlich Salzwasser al dente kochen. 3 EL Spaghettiwasser mit 2 Esslöffeln Pesto verrühren. Die Spaghetti in ein Sieb abgießen.
3. Pesto und Rahm in der noch heißen Pfanne glatt rühren. Die heißen Spaghetti und den Käse zugeben und vermengen.
4. Die Spaghetti in vorgewärmten Tellern anrichten. Mit den Tomaten und dem Basilikum garnieren. Sofort servieren.

Tipps
Restlichen Pesto in ein Glas mit Schraubverschluss füllen und im Kühlschrank aufbewahren. Innerhalb eines Monats aufbrauchen. Die Paste eignet sich zum Aromatisieren von Saucen, Suppen, Pasta, Risotto, Gemüse, Gnocchi- und Spätzleteig.
Variante
Während der Bärlauchsaison (März/April) sollte man den Pesto unbedingt mit frischen, zarten Bärlauchblättern ausprobieren. In den Wäldern verbreitet dieser erste Frühlingsbote einen intensiven, unverkennbaren Knoblauchduft. Bärlauch findet man auch auf Gemüsemärkten oder im Gemüse-Fachhandel. Knoblauch weglassen.

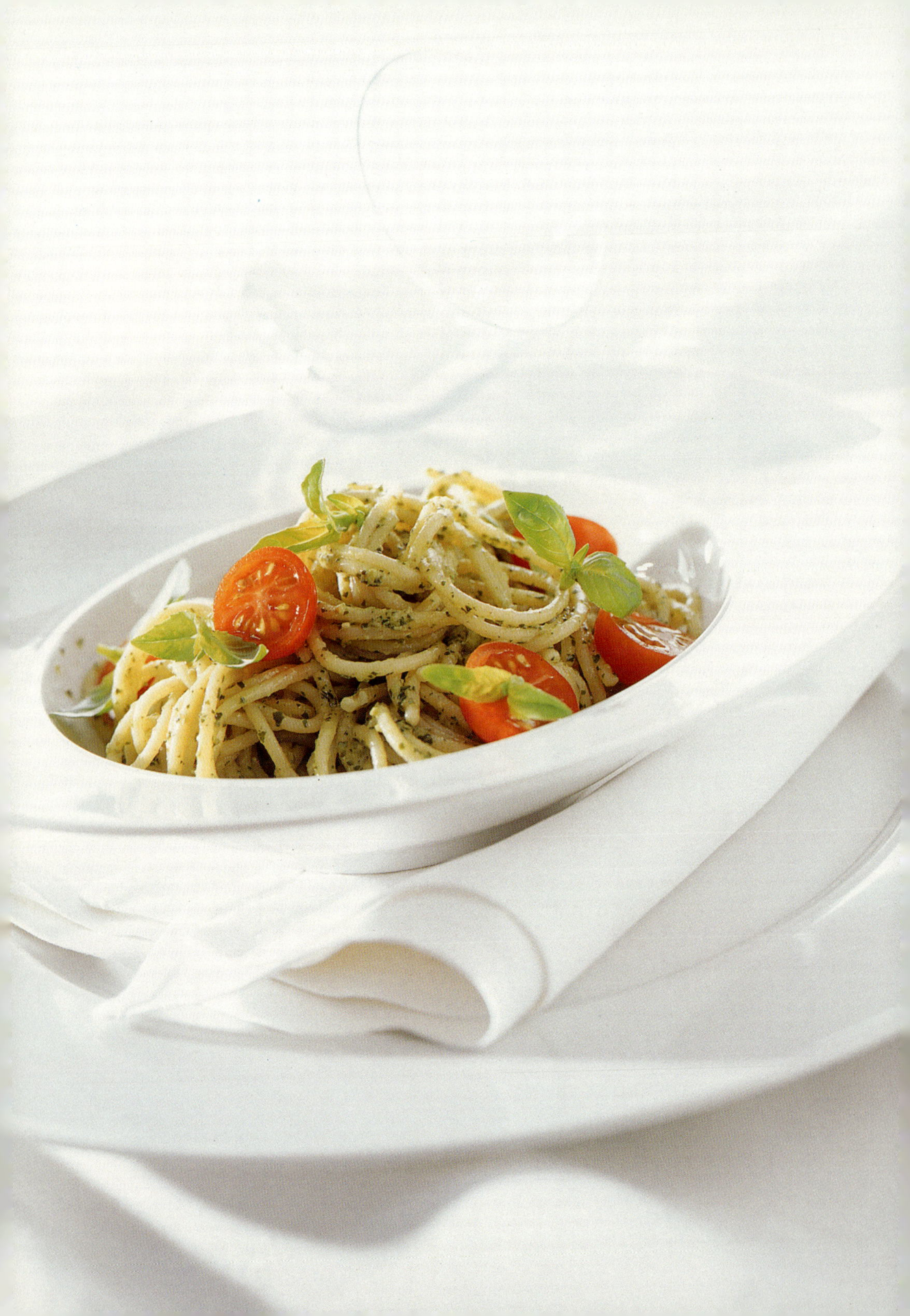

Dessert

Birnen mit Sauermilchcreme

2 Birnen
1,5 dl/150 ml Wasser
1/2 Zitrone, Saft davon
1 TL Bourbon-Vanillezucker
1/2 TL Kardamompulver
180 g Sauermilch
1/2 dl/50 g Rahm/süße Sahne
1 TL Birnendicksaft
1 EL Mandelblättchen

1. Die Birnen falls nötig schälen und halbieren, das Kerngehäuse entfernen.
2. In einer kleinen Pfanne Wasser, die Hälfte Zitronensaft, Vanillezucker und Kardamom erhitzen. Zwei Birnenhälften darin einige Minuten garen. Herausnehmen, abkühlen lassen und fächerartig aufschneiden.
3. Die restlichen Birnenhälften in kleine Würfel schneiden und in einem hohen Gefäß mit der Sauermilch und dem restlichen Zitronensaft pürieren. Den Rahm steif schlagen und unterheben. Mit dem Birnendicksaft süßen.
4. Die Mandelblättchen ohne Fettzugabe in einer Pfanne leicht rösten.
5. Die Birnenfächer auf Tellern anrichten, die Birnencreme darüber verteilen, mit Mandelblättchen garnieren.

Zwischenmahlzeit (pro Person)

150 g Saisonfrüchte
1 Apfel-Muffin

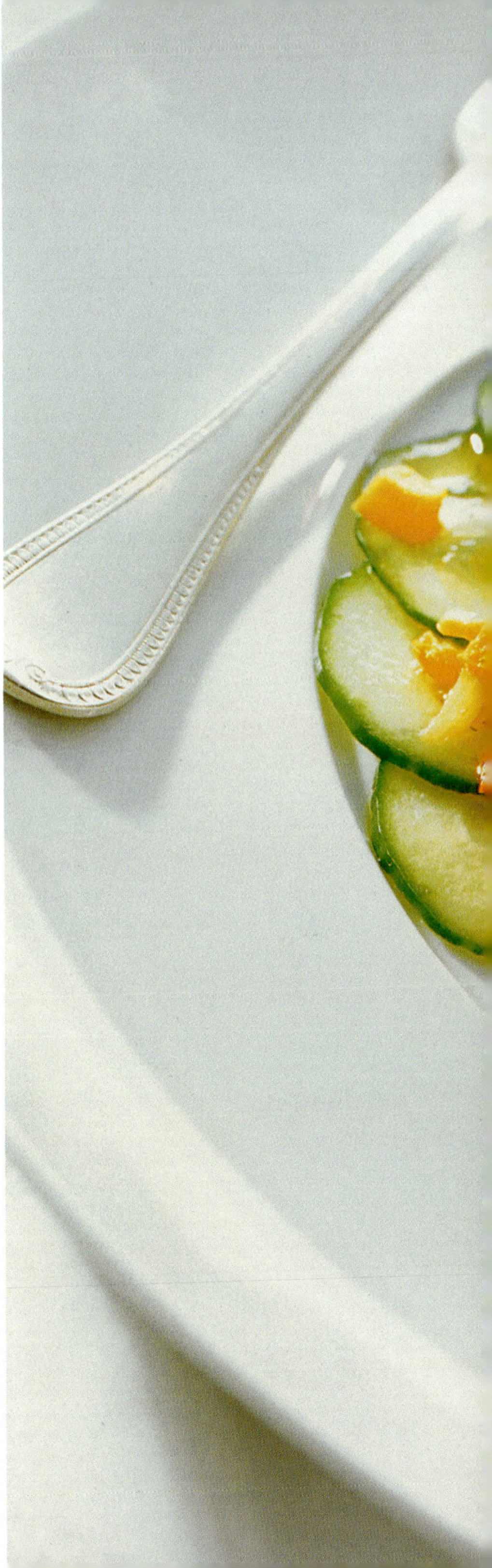

Abendessen

Gurken-Carpaccio mit Wildlachs

1 kleine Salatgurke
1/2 Schalotte
50 g gelbe Peperoni/Paprikaschote
50 g rote Peperoni/Paprikaschote
1 EL Olivenöl nativ extra
2 Scheiben geräucherter Wildlachs, je 30 g

Vinaigrette
1 EL Sherryessig
Meersalz
Pfeffer, frisch gemahlen
1 EL Olivenöl nativ extra
1 EL fein geschnittener Dill

1. Die Gurke in feine Scheiben schneiden, kreisförmig auf Tellern anrichten.
2. Die Schalotte schälen und fein hacken. Die Peperonihälften in Würfelchen schneiden. Beides im Olivenöl knapp weich dünsten. Auskühlen lassen.
3. Die Vinaigrette zubereiten.
4. Die Peperoniwürfelchen über die Gurkenscheiben verteilen, mit der Sauce beträufeln. Den Lachs darauf legen.

Vegetarische Variante
Den Lachs durch feine Parmesanspäne ersetzen.

Pro Person zwei Scheiben Vollkorntoast mit wenig Butter dazu reichen.

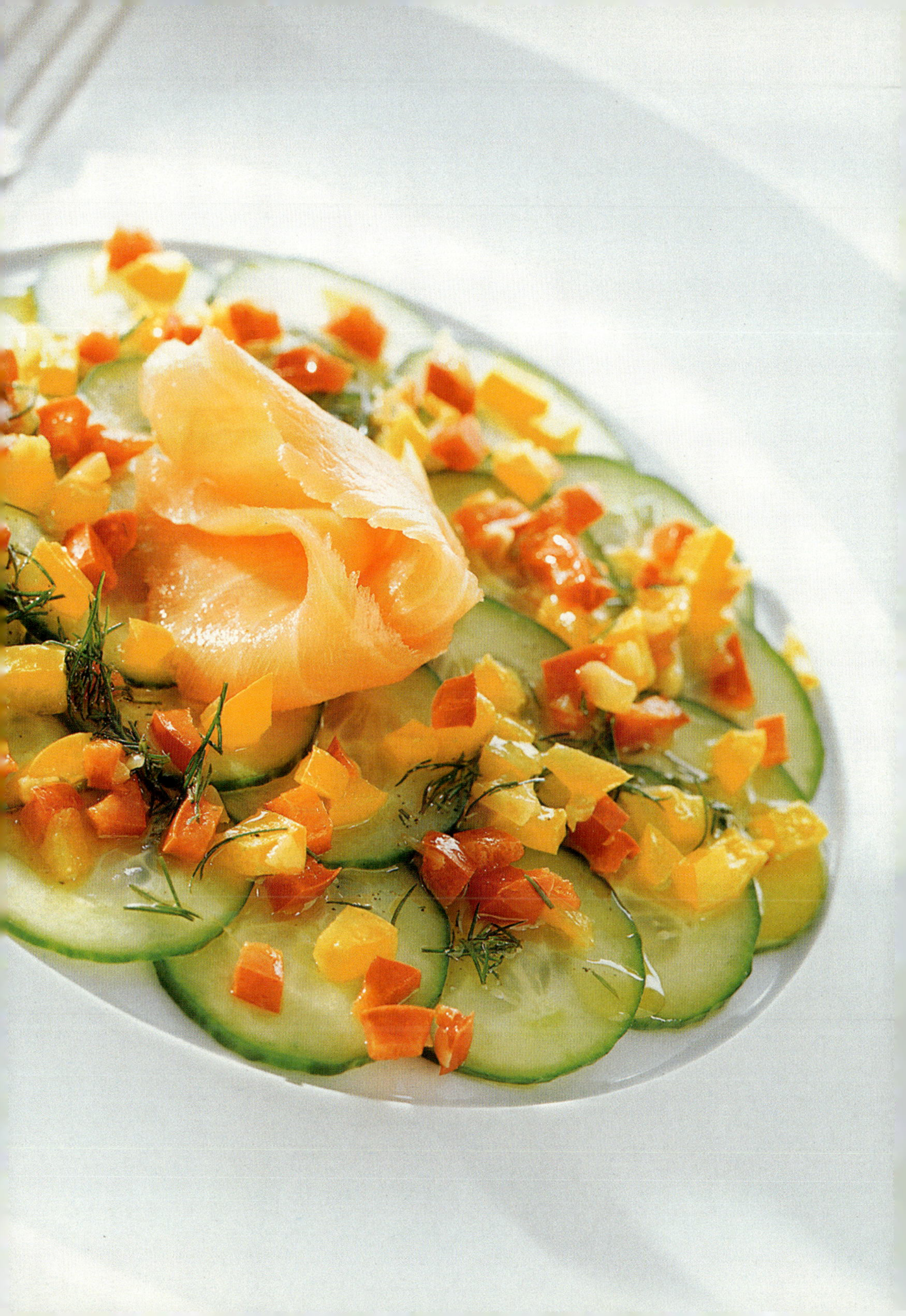

Frühstück

Fruchtsalat mit Bananencreme und gerösteten Kernen

2 Pfirsiche oder Nektarinen
250 g Beeren, z. B. Himbeeren, Brombeeren
1 reife Banane
200 g Blanc battu oder
200 g Quark (0% Fett)
1 EL frisch gepresster Zitronensaft
2 EL gemischte Kerne und Samen, z. B. Sonnenblumenkerne, Kürbiskerne, Sesamsamen
Zitronenmelisse für die Garnitur, nach Belieben

1. Pfirsiche oder Nektarinen halbieren und entsteinen, in Würfelchen schneiden.
2. Banane schälen und klein schneiden, zusammen mit dem Blanc battu und dem Zitronensaft pürieren.
3. Die Kerne und die Samen von Hand oder im Cutter fein hacken. In einer Bratpfanne trocken rösten.
4. Die Früchte mit den Beeren in Schalen verteilen. Die Bananencreme darüber verteilen. Mit der Knuspermischung bestreuen. Mit Zitronenmelisse garnieren.

Blanc battu
Im Gegensatz zu Quark wird ihm bei der Produktion kein Wasser entzogen; er enthält deshalb noch wesentlich mehr Molke. Blanc battu ist dickflüssig und sämig. Er lässt sich in der kalten Küche wie Quark für Cremes, Müeslis, Dips und Salatsaucen verwenden. Blanc battu kann nicht erhitzt werden (flockt aus).

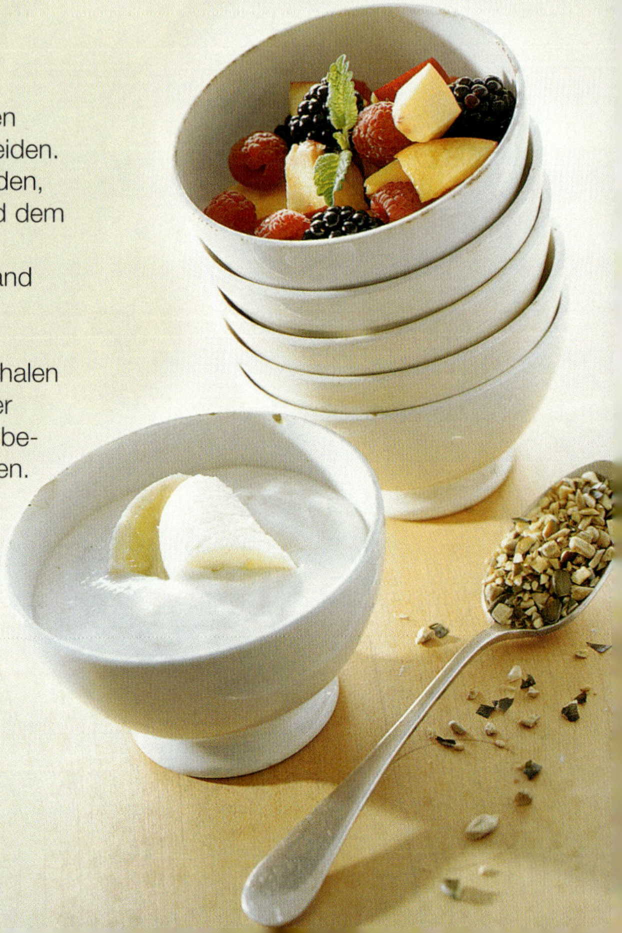

Zwischenmahlzeit

Vollkornbrötchen mit buntem Cottage Cheese

2 Vollkornbrötchen
wenig bunter Blattsalat

1 kleine Tomate
5 cm Salatgurke
4 Basilikumblätter
4 EL Cottage Cheese/Hüttenkäse
Meersalz
Pfeffer, frisch gemahlen

1. Bei der Tomate zuerst den Stielansatz entfernen, dann die Frucht halbieren und entkernen. Das Fruchtfleisch in kleine Würfel (Brunoise) schneiden. Die Gurke samt Schale ebenfalls klein würfeln. Das Basilikum fein schneiden.
2. Tomaten, Gurken und Basilikum mit dem Cottage Cheese vermengen. Würzen.
3. Die Brötchen nicht ganz durchschneiden. Die Füllung auf die Schnittfläche streichen, mit dem Blattsalat belegen, zusammenklappen.

Mittagessen

Blattsalat mit Schnittlauchdressing

100 g Blattsalat, z.B. Kopf-, Schnitt-, Eichblattsalat
1 Hand voll Portulak
2 Radieschen

Sauce
1 EL Balsamico-Essig
1 EL Sauerrahm/saure Sahne
2 EL Wasser
Kräutermeersalz
Pfeffer, frisch gemahlen
2 EL Olivenöl nativ extra
1 Bund Schnittlauch

1. Den Blattsalat waschen und trocken schleudern, eventuell zerkleinern. Den Schnittlauch fein schneiden und zufügen.
2. Blattsalat und Portulak mit der Sauce vermengen. Radieschen in Scheiben oder Stäbchen schneiden und über den Salat verteilen.

Variante
Den Sauerrahm durch Jogurt ersetzen. Nach Belieben mit einigen gehackten Baum-/Walnüssen garnieren.

Mittagessen

Tofu mit Frühlingsgemüse und neuen Kartoffeln

300 g Bio-Tofu
2 EL Sojasauce
1 EL Olivenöl nativ extra
1 TL frisch gepresster Zitronensaft
1 TL Bratbutter/Butterschmalz
Pfeffer, frisch gemahlen
edelsüßes Paprikapulver
3 mittelgroße neue Kartoffeln
120 g zarte Kefen/Zuckerschoten/ Kaiserschoten
100 g Bundkarotten
200 g weißer Spargel, 2 cm Durchmesser

Senfsauce
100 g Sauermilch
1 dl/100 g Rahm/süße Sahne
1 dl/100 ml Gemüsebrühe
1 EL Senf, Schärfe nach Belieben
1 TL frisch gepresster Zitronensaft
Meersalz
Pfeffer, frisch gemahlen

1 EL fein geschnittener Kerbel

1. Sojasauce, Olivenöl und Zitronensaft verrühren. Den Tofu in Würfel schneiden und mit der Marinade vermengen. Etwa 20 Minuten marinieren.
2. Die Kartoffeln schälen und der Länge nach vierteln. Bei den Kefen den Stielansatz entfernen, Fäden abziehen. Die Karotten waschen, das Kraut auf 5 cm kürzen, je nach Größe längs halbieren. Den Spargel großzügig schälen und in 5 cm lange Stücke schneiden.
3. Einen Topf mit Wasser zum Kochen bringen. Die Kartoffeln in einen Siebaufsatz oder in ein Dampfkörbchen geben, etwa 10 Minuten garen. Dann Kefen, Karotten und Spargel beifügen, nochmals rund 10 Minuten garen.
4. Für die Senfsauce Sauermilch, Rahm und Gemüsebrühe in einem Pfännchen aufkochen und einige Minuten köcheln lassen, bis die Sauce etwas eingedickt ist. Den Senf und den Zitronensaft unterrühren, abschmecken mit Salz und Pfeffer.
5. Die Tofuwürfel in der nicht zu heißen Bratbutter rundum anbraten. Mit Pfeffer und Paprika würzen.
6. Tofu, Gemüse und Kartoffeln auf Tellern anrichten. Die heiße Senfsauce darüber gießen. Mit dem Kerbel bestreuen.

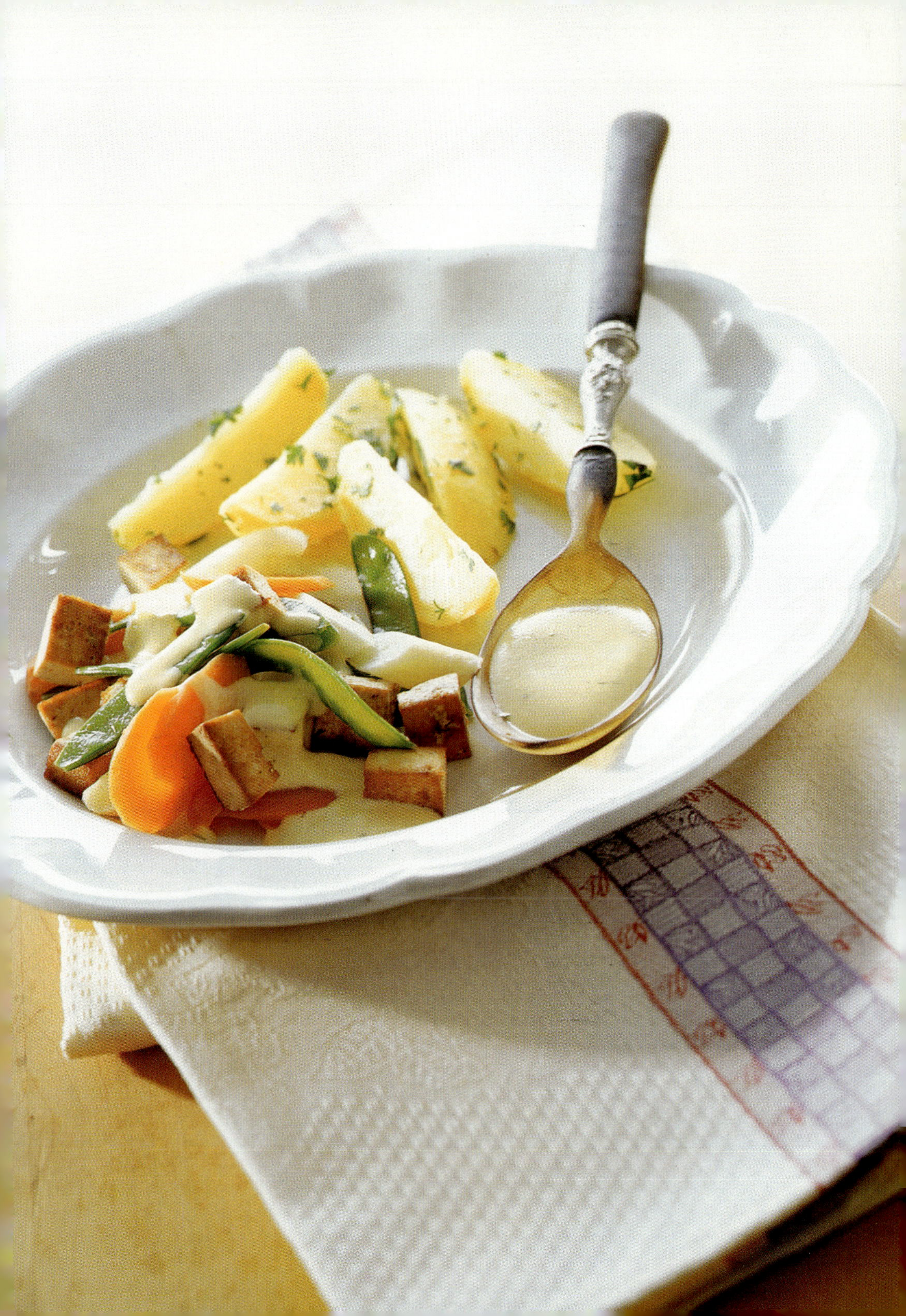

Dessert (pro Person)

150 g Erdbeeren oder
andere Saisonfrüchte

Zwischenmahlzeit (pro Person)

1 Apfel oder
1 Birne
1 Apfel-Muffin

Abendessen

Blumenkohlsalat mit Kerbelvinaigrette

1 erntefrischer, kleiner Blumenkohl

Vinaigrette
1 EL milder Obstessig
1 TL Zitronensaft
1 TL Senf
Meersalz
Pfeffer, frisch gemahlen
2 EL Olivenöl nativ extra
1/2 kleine Schalotte
1 TL Kapern
1/2 Bund Kerbel

1. Die Vinaigrette zubereiten. Schalotte und Kapern fein hacken und zugeben. Den Kerbel fein schneiden und unterrühren.
2. Den Blumenkohl mit einer Rohkostreibe in die Vinaigrette raspeln.

Variante
Ein halbes hart gekochtes Ei fein hacken und zur Vinaigrette geben. Den Blumenkohl im Dampfkörbchen knackig garen, abkühlen lassen und in Röschen teilen.

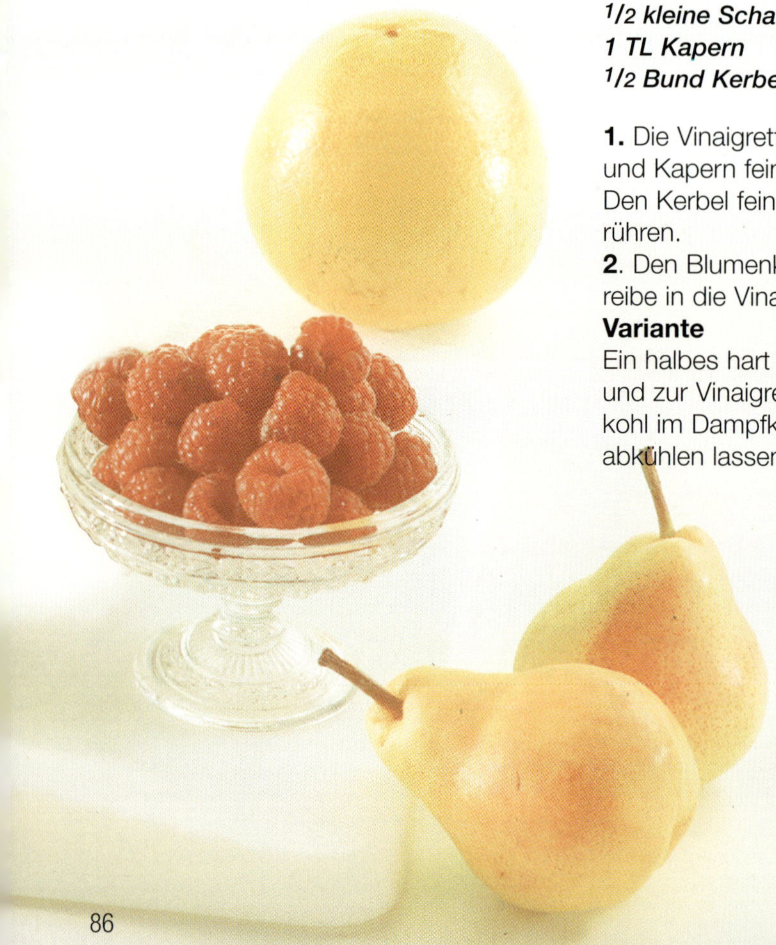

Abendessen

Maispizza mit Tomaten und Oliven

für ein Kuchenblech von 20 cm Durchmesser

100 g grober Maisgrieß
4 dl/ 400 ml schwach gewürzte Gemüsebrühe
20 g geriebener Parmesan oder Sbrinz
Meersalz
Pfeffer, frisch gemahlen
frisch geriebene Muskatnuss

Belag
1 Knoblauchzehe
1 kleine Zwiebel
2 kleine Fleischtomaten
100 g Mozzarella
4 entsteinte schwarze Oliven
1–2 TL Oregano
Pfeffer, frisch gemahlen
Meersalz
wenig Olivenöl nativ extra

1. Die Gemüsebrühe aufkochen, den Maisgrieß einrieseln lassen und abermals aufkochen, unter zeitweiligem Rühren bei schwacher Hitze 10 Minuten köcheln lassen. Auf der ausgeschalteten Wärmequelle zugedeckt 30 Minuten quellen lassen. Den Käse unterrühren, würzen. Den Mais im eingebutterten Blech etwa 2 cm dick ausstreichen.
2. Den Backofen auf 200 °C vorheizen.
3. Die Knoblauchzehe schälen und fein hacken. Die Zwiebel schälen und in feine Ringe schneiden. Bei den Tomaten den Stielansatz entfernen, die Früchte in Scheiben schneiden. Den Mozzarella grob hacken. Die Oliven vierteln.
4. Den Knoblauch und die Zwiebeln auf den Maiskuchen verteilen. Mit den Tomaten belegen, die Oliven darüber streuen. Mit Salz, Pfeffer und Oregano würzen. Den Mozzarella darüber verteilen. Mit Olivenöl beträufeln.
5. Die Maispizza im vorgeheizten Ofen bei 200 °C rund 20 Minuten backen.

Tipp
Mais bereits am Vorabend kochen und im Backblech ausstreichen. Zugedeckt im Kühlschrank aufbewahren.

Variante
Tomaten durch anderes Saisongemüse ersetzen, z. B. Karotten, Auberginen, Zucchini, Peperoni/Paprikaschoten, Spinat, Champignons. Zuvor im Dampf knapp weich garen.

Hinweis
Den Kuchenteig (Tag 7) aus dem Tiefkühler nehmen, in den Kühlschrank legen und über Nacht auftauen lassen. Wird für den Zucchini-Kuchen am nächsten Tag (Mittagessen) benötigt.

Frühstück

Porridge mit Früchten

ca. 2,5 dl/250 ml Wasser
1 Prise Meersalz
50 g feine Haferflocken
1 kleiner Apfel
1/2 dl/50 g Rahm/süße Sahne
1–2 TL Akazienhonig, je nach Süße der Früchte
250 g Saisonfrüchte, z. B. Aprikosen, Pfirsiche, Beeren

1. Das Wasser mit dem Salz aufkochen. Die Haferflocken einrühren, auf der ausgeschalteten Wärmequelle zugedeckt 10 Minuten quellen lassen. Auskühlen lassen.
2. Den Apfel halbieren und das Kerngehäuse entfernen, die Fruchthälften auf der Bircherreibe direkt zum Porridge reiben, mit dem Rahm und dem Honig unterrühren.
3. Die Früchte klein schneiden und untermischen.

Zwischenmahlzeit (pro Person)

1 Rosinenbrötchen

Mittagessen

Fenchelsalat

1 große oder zwei kleine Fenchelknollen mit Grün
1/2 kleine Zwiebel
1 milde Gewürzgurke
einige Kopfsalatblätter

Sauce
100 g saurer Halbrahm/saure Sahne
1/2 Zitrone, davon Saft
Kräutermeersalz
Pfeffer, frisch gemahlen
mildes Paprikapulver
1 EL kalt gepresstes Distelöl

1. Die Sauce zubereiten.
2. Wenig Fenchelgrün für die Garnitur beiseite legen. Das restliche Grün fein schneiden und zur Sauce geben.
Die Fenchelknollen putzen, halbieren und quer in feine Streifen schneiden. Sofort mit der Sauce vermengen.
3. Die Zwiebel schälen und hacken, die Essiggurke in feine Scheiben schneiden, beides unter den Fenchel mischen.
4. Die Salatblätter auf Teller verteilen. Den Fenchelsalat darauf anrichten. Mit dem Fenchelgrün garnieren.

Mittagessen

Zucchinikuchen

für eine Kuchenform von
24 cm Durchmesser

1 Portion Teig (vom 7. Tag), aufgetaut

Belag

30 g geriebener Greyerzer Käse
1 kleine Zwiebel
1 Knoblauchzehe
400 g Zucchini
1 EL Olivenöl nativ extra
Meersalz
Pfeffer, frisch gemahlen

Guss
1 großes Freilandei
1 dl/100 g Rahm/süße Sahne
Meersalz
Pfeffer, frisch gemahlen
frisch geriebene Muskatnuss

1. Den Teig nochmals mit etwas Mehl durchkneten, rund ausrollen und in die eingefettete Form legen. Den Teigboden mit einer Gabel mehrmals einstechen, den geriebenen Käse darauf verteilen. Kühl stellen.
2. Die Zwiebel und die Knoblauchzehe schälen und hacken. Die Zucchini beidseitig kappen, in 2 bis 3 mm dicke Scheiben schneiden. Zwiebeln und Knoblauch in einer beschichteten Bratpfanne im Öl andünsten. Die Zucchinischeiben beifügen und unter vorsichtigem Wenden kurz mitdünsten. Mit wenig Salz und Pfeffer würzen.
3. Den Backofen auf 200 °C vorheizen.
4. Den Guss zubereiten.
5. Die Hälfte der Zucchinischeiben auf dem Teigboden verteilen und mit etwas Guss übergießen. Die restlichen Zucchinischeiben gleichmäßig darüber verteilen, den restlichen Guss darüber gießen.
6. Den Zucchinikuchen in der unteren Hälfte des auf 200 °C vorgeheizten Backofens rund 25 Minuten backen.

Saisontipp
Zucchini durch Blattspinat ersetzen.

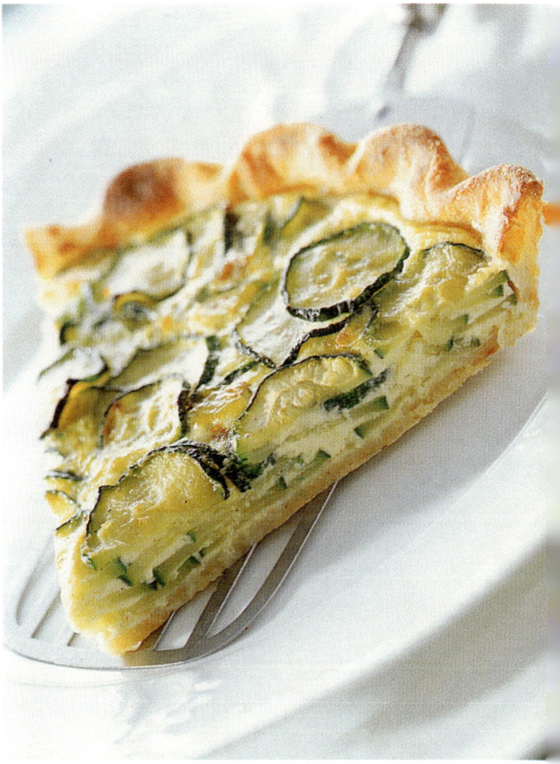

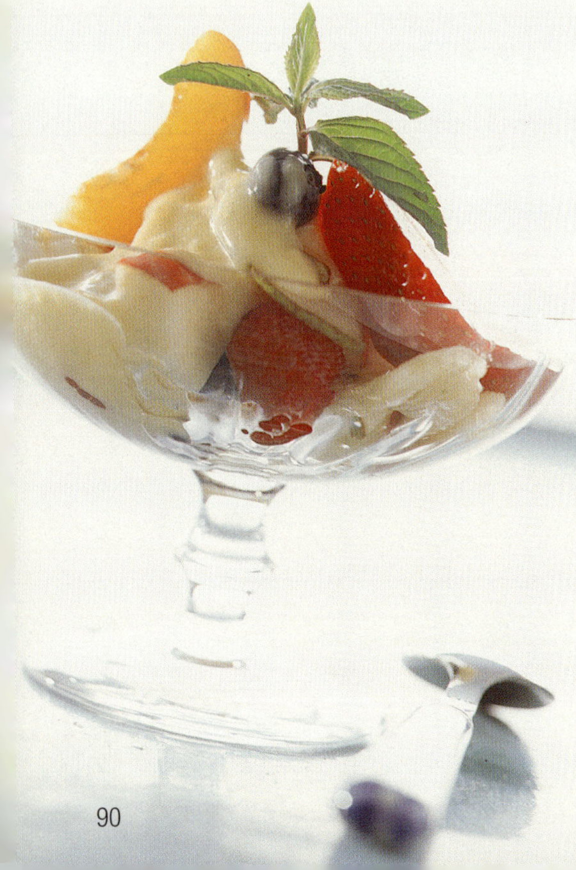

Dessert

Fruchtschale mit Apfelsaft-Zitronen-Creme

1,5 dl/150 ml Apfelsaft naturtrüb
1 TL Speisestärke, z. B. Maisstärke, Pfeilwurzelmehl
1 großes Freilandei
1–2 TL Birnendicksaft
1/2 unbehandelte Zitrone, abgeriebene Schale und Saft
3 EL Rahm/süße Sahne

300 g gemischte Früchte, z. B. Äpfel, Birnen, Pfirsiche, Nektarinen, Aprikosen, Beeren
Pfefferminze für die Garnitur

1. Den Apfelsaft mit der Speisestärke in einem Topf verrühren. Zuerst Ei, dann Birnendicksaft, Zitronenschale und -saft unterrühren. Die Creme unter ständigem Rühren erhitzen. Sobald sie anzudicken beginnt, kurz weiterrühren. Von der Wärmequelle nehmen und leicht auskühlen lassen, ab und zu umrühren.
2. Den Rahm unter die noch lauwarme Creme rühren. Kühl stellen.
3. Die Früchte klein schneiden und in Glasschalen verteilen. Die Creme darüber verteilen. Jeweils mit einem Pfefferminzzweiglein garnieren.

Tipp

Die Creme am besten am Vortag zubereiten und kühl stellen.

Zwischenmahlzeit

Himbeer-Shake

150 g Himbeeren
4 dl/400 ml Milch
1 TL Ahornsirup, nach Belieben

1. Die Himbeeren pürieren und durch ein Chromstahlspitzsieb streichen, um die Kernchen zu entfernen.
2. Das Himbeerpüree mit der Milch und nach Belieben mit dem Ahornsirup verquirlen.

Varianten
Für ein Frappee ein Viertel weniger Milch verwenden und zusätzlich eine kleine Kugel Vanilleeis dazugeben und mixen. Frische Erdbeeren oder andere Saisonfrüchte statt Himbeeren verwenden.

Abendessen

Gemüse-Reis-Salat

150 g Basmati-Naturreis
ca. 6 dl/600 ml schwach gewürzte Gemüsebrühe
1 Lorbeerblatt
1 Stück unbehandelte Zitronenschale
100 g grüne Erbsen
1/2 rote Peperoni/Paprikaschote
100 g Maiskörner, aus dem Glas oder der Dose, abgetropft

Sauce
2 EL kalte Gemüsebrühe
2 EL saurer Halbrahm/saure Sahne
1 EL Sherry-Essig
Kräutermeersalz
Pfeffer, frisch gemahlen
2 EL Olivenöl nativ extra
1 EL fein geschnittener Schnittlauch

1. Reis, Gemüsebrühe, Lorbeerblatt sowie Zitronenschale aufkochen, auf der ausgeschalteten Wärmequelle 30 Minuten oder länger zugedeckt quellen lassen. Die Zitronenschale entfernen.
2. Die Erbsen im Salzwasser blanchieren und abgießen, mit kaltem Wasser abschrecken. Die Peperonihälfte entkernen und das Fruchtfleisch in kleine Würfel schneiden.
3. Erbsen, Peperoni sowie Maiskörner unter den Reis mischen.
4. Sauce zubereiten, den Schnittlauch zufügen. Mit dem Reis vermengen.

Variante
Maiskörner und Erbsen durch gelbe und grüne Peperoniwürfelchen ersetzen.

Frühstück

Schnelles Quarkmüesli mit Melonen und Erdbeeren

80 g Müeslimischung
1,5 dl/150 ml Fruchtsaft
150 g Magerquark
1 TL frisch gepresster Zitronensaft
1 große Melone
100 g Erdbeeren
einige Zitronenmelisseblättchen für die Garnitur

1. Die Müeslimischung mit dem Fruchtsaft verrühren, 5 bis 10 Minuten quellen lassen.
2. Die Melone halbieren und die Kerne entfernen. Das Fruchtfleisch einer Melonenhälfte mit dem Kugelausstecher portionieren. Die andere Melonenhälfte für das Dessert am Mittag zugedeckt kühl stellen. Die Erdbeeren entstielen und je nach Größe halbieren.
3. Den Quark und den Zitronensaft mit der Müeslimischung vermengen. Die Melonenkugeln und die Erdbeeren untermischen. Mit Zitronenmelisse garnieren.

Tipp
Melonenabschnitte pürieren und für eine Sauce oder einen Drink verwenden.

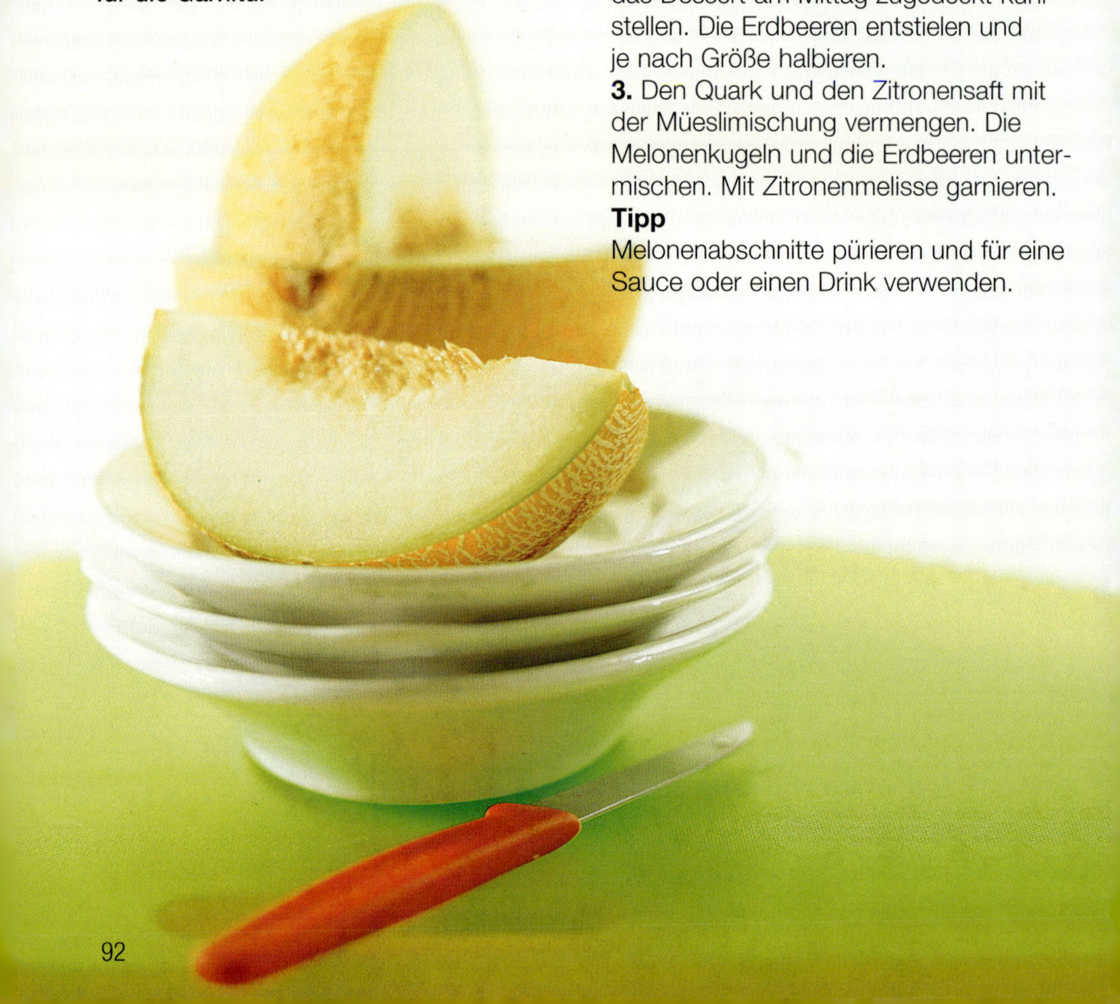

Zwischenmahlzeit

Gemüse-Brot-Spießchen

für 2 Spießchen

wenig Salatgurke
1–2 dicke Scheiben Vollkornbrot
50 g Kräuterfrischkäse oder Quark
6 Cherrytomaten

1. Die Salatgurke schälen und in mundgerechte Würfel schneiden. Die Rinde der Brotscheiben wegschneiden, mit dem Kräuterfrischkäse oder dem Quark bestreichen und in Würfel schneiden.
2. Gurkenwürfel und Brotwürfel sowie Cherrytomaten abwechselnd auf zwei Holzspießchen stecken.

Variante
Statt Frischkäse vier kleine Käsewürfel, z. B. Bergkäse, verwenden.

Mittagessen

Fruchtiger Kohlrabisalat

1 zarter Kohlrabi
1 roter Apfel oder Birne
1 EL gehackte Haselnüsse

Sauce
1 EL milder Obstessig
1 EL Apfelsaft naturtrüb
1 TL Akazienhonig
Kräutermeersalz
Pfeffer, frisch gemahlen
1 EL kalt gepresstes Sonnenblumenöl
1 EL fein gehackte Petersilie

1. Vom Kohlrabi einige Herzblättchen für die Garnitur beiseite legen. Den Kohlrabi schälen und fein raspeln. Den Apfel halbieren, Kerngehäuse entfernen, das Fruchtfleisch in kleine Würfel schneiden.
2. Kohlrabi und Äpfel mit der Sauce vermengen. Haselnüsse darüber streuen. Mit den Herzblättchen garnieren.

Variante
Apfel durch eine saftige Birne ersetzen.

Mittagessen

Nudeln mit Spinat und Lachs an Basilikumsauce

1 kleine Zwiebel
1 Knoblauchzehe
200 g junger Blattspinat
200 g Vollkornnudeln
1 EL Olivenöl nativ extra
Meersalz
Pfeffer, frisch gemahlen

250 g frisches Lachsfilet, ohne Haut

Basilikumsauce
1,5 dl/150 g Rahm/süße Sahne
1/2 dl/50 ml Gemüsebrühe
1/2 Bund Basilikum
Meersalz
Pfeffer, frisch gemahlen

1. Die Zwiebel und die Knoblauchzehe schälen und fein hacken. Den Spinat waschen und trocken schleudern.
2. Die Nudeln in kochendem Salzwasser al dente kochen, in ein Sieb abgießen, mit kaltem Wasser abschrecken.
3. Die Zwiebeln und den Knoblauch im Öl andünsten. Blattspinat mitdünsten, bis er zusammengefallen ist. Mit Salz und Pfeffer würzen. Die Nudeln zufügen.
4. Für die Basilikumsauce den Rahm mit der Gemüsebrühe in einem Pfännchen etwas einkochen lassen. Den Basilikum fein schneiden und beifügen. Pürieren. Die Sauce würzen.
5. Einen Topf mit Gemüsebrühe zum Kochen bringen. Den Lachs in 2 cm große Würfel schneiden, in ein Dampfkörbchen legen und 1 bis 2 Minuten dampfgaren.
6. Die Nudeln mit dem Spinat erhitzen, in vorgewärmten Teller anrichten. Die Lachswürfel dazugeben. Die Sauce darüber gießen. Sofort servieren.

Tipp
Aromatischer wird der Lachs, wenn man statt Wasser Gemüsebrühe nimmt und diese mit Kräutern anreichert.

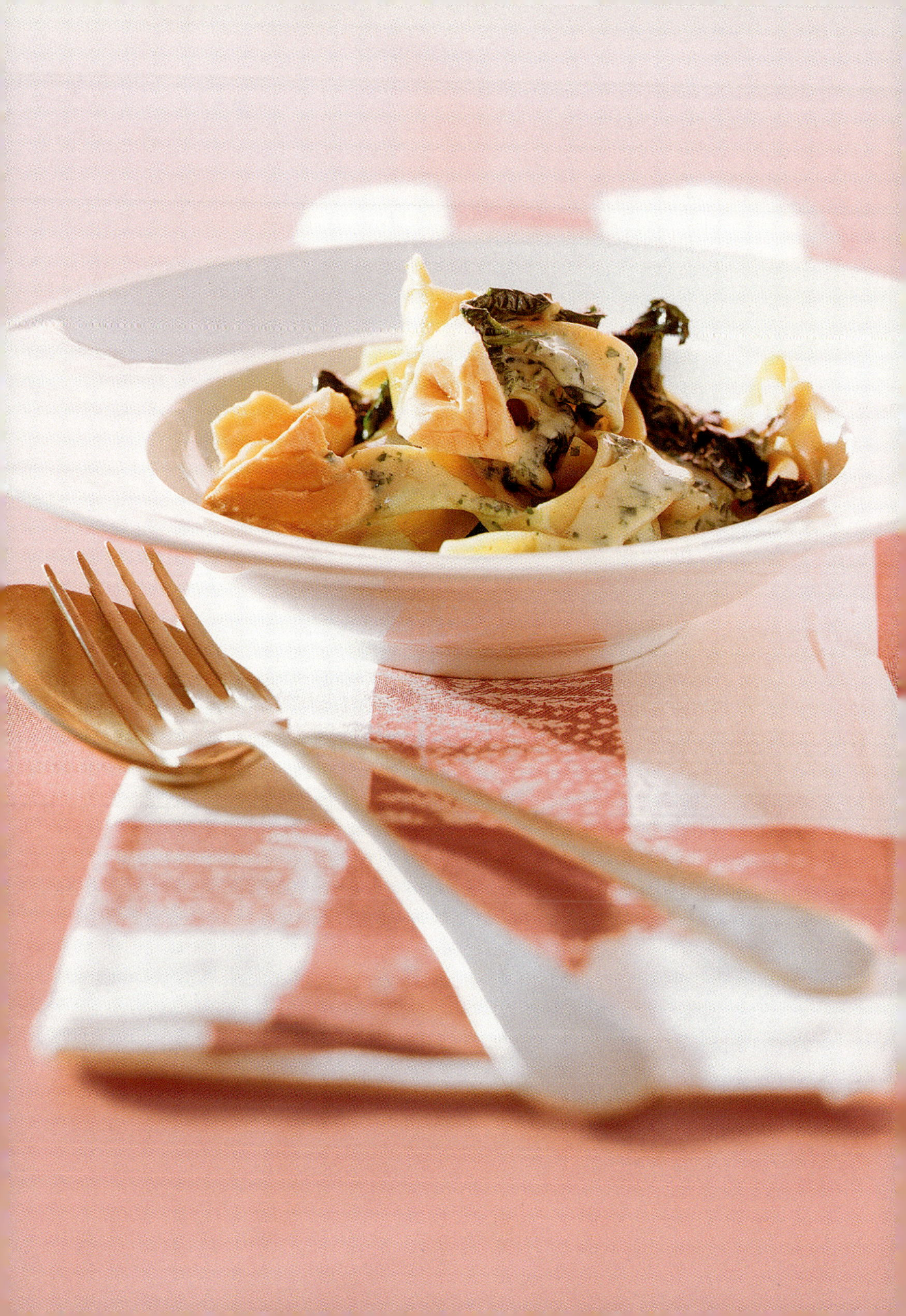

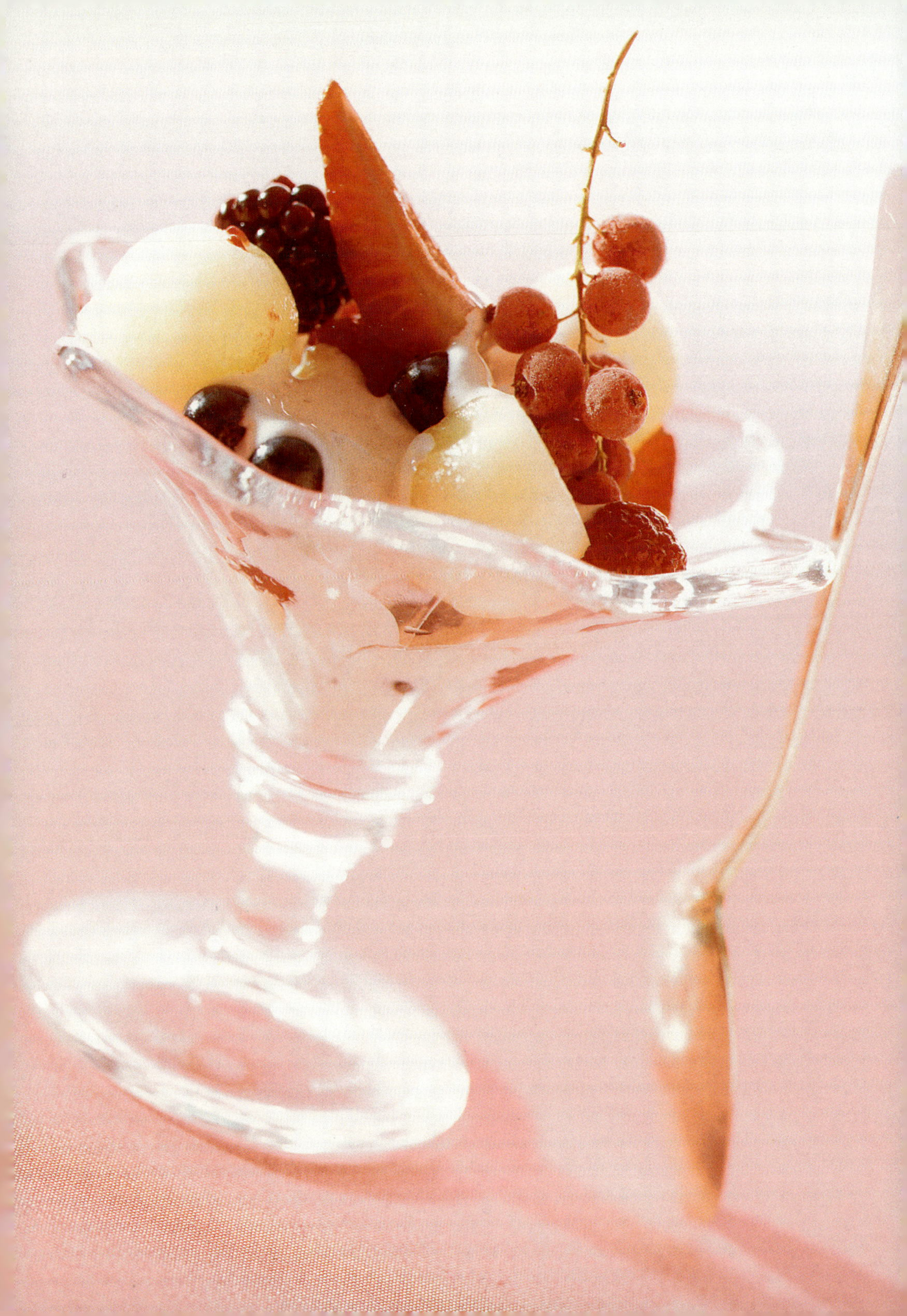

Dessert

Melonen-Beeren-Kaltschale

1/2 Melone (vom Frühstück)
250 g Saisonbeeren, z. B. Himbeeren, Brombeeren, Johannisbeeren, Heidelbeeren
200 g Sauermilch
2 TL Akazienhonig
1/4 TL Bourbon-Vanillepulver
1/4 TL Kardamompulver
1 EL Mandelstifte, trocken geröstet

1. Die Mandelstifte in einer Bratpfanne trocken rösten.
2. Das Fruchtfleisch der Melone mit einem Kugelausstecher portionieren.
3. Sauermilch, Honig, Vanillepulver sowie Kardamompulver verquirlen, auf die Glasschalen verteilen. Die Melonen und die Beeren zugeben. Die Mandelstifte darüber verteilen.

Zwischenmahlzeit (pro Person)

1 Apfel-Muffin

Abendessen

Gazpacho

40 g Brot ohne Rinde
250 g Tomaten
1/2 grüne Peperoni/Paprikaschote
1/2 Salatgurke, ca. 200 g
1 kleine rote Zwiebel
1 Knoblauchzehe
3 dl/300 ml Tomatensaft
1–2 EL Olivenöl nativ extra
1–2 EL Sherry-Essig
Meersalz
Pfeffer, frisch gemahlen

1. Das Brot mit wenig warmem Wasser übergießen und kurz quellen lassen, ausdrücken und fein zerpflücken.
2. Die Tomaten an der Spitze kreuzweise einschneiden, in einem Schaumlöffel in kochendes Wasser tauchen, bis sich die Haut löst, unter kaltem Wasser abschrecken, die Haut abziehen, den Stielansatz entfernen, die Früchte würfeln. Peperonihälfte entkernen, Stielansatz entfernen, würfeln. Die Zwiebel und die Knoblauchzehe schälen und fein hacken.
3. Brot, Gemüse, Tomatensaft, Öl und Sherry-Essig in eine Schüssel geben und vermengen. Mit Salz und Pfeffer würzen.
4. Die Hälfte der Suppe pürieren, in die Schüssel geben. Je nach Konsistenz mit kaltem Wasser verdünnen (die Suppe darf aber nicht zu flüssig sein), nochmals mit den Gewürzen abschmecken. Im Kühlschrank etwa 2 Stunden durchziehen lassen.
5. Die Suppe kalt servieren. Dazu Käse-Knoblauch-Toast servieren.

Abendessen

Käse-Knoblauch-Toast

2 Scheiben (Vollkorn-)Toastbrot
1 kleine Knoblauchzehe
15 g weiche Butter
1 EL geriebener Greyerzer Käse
wenig gehackte Petersilie

1. Den Backofen auf 200 °C vorheizen.
2. Die Knoblauchzehe schälen und durchpressen, mit der Butter, dem Käse und der Petersilie vermengen. Die Brotscheiben damit bestreichen.
3. Die Toasts im vorgeheizten Backofen etwa 5 Minuten überbacken.

Variante
Statt die Käse-Knoblauch-Toasts separat zur Suppe zu servieren, kann man einige Croûtons über die kalte Suppe streuen.

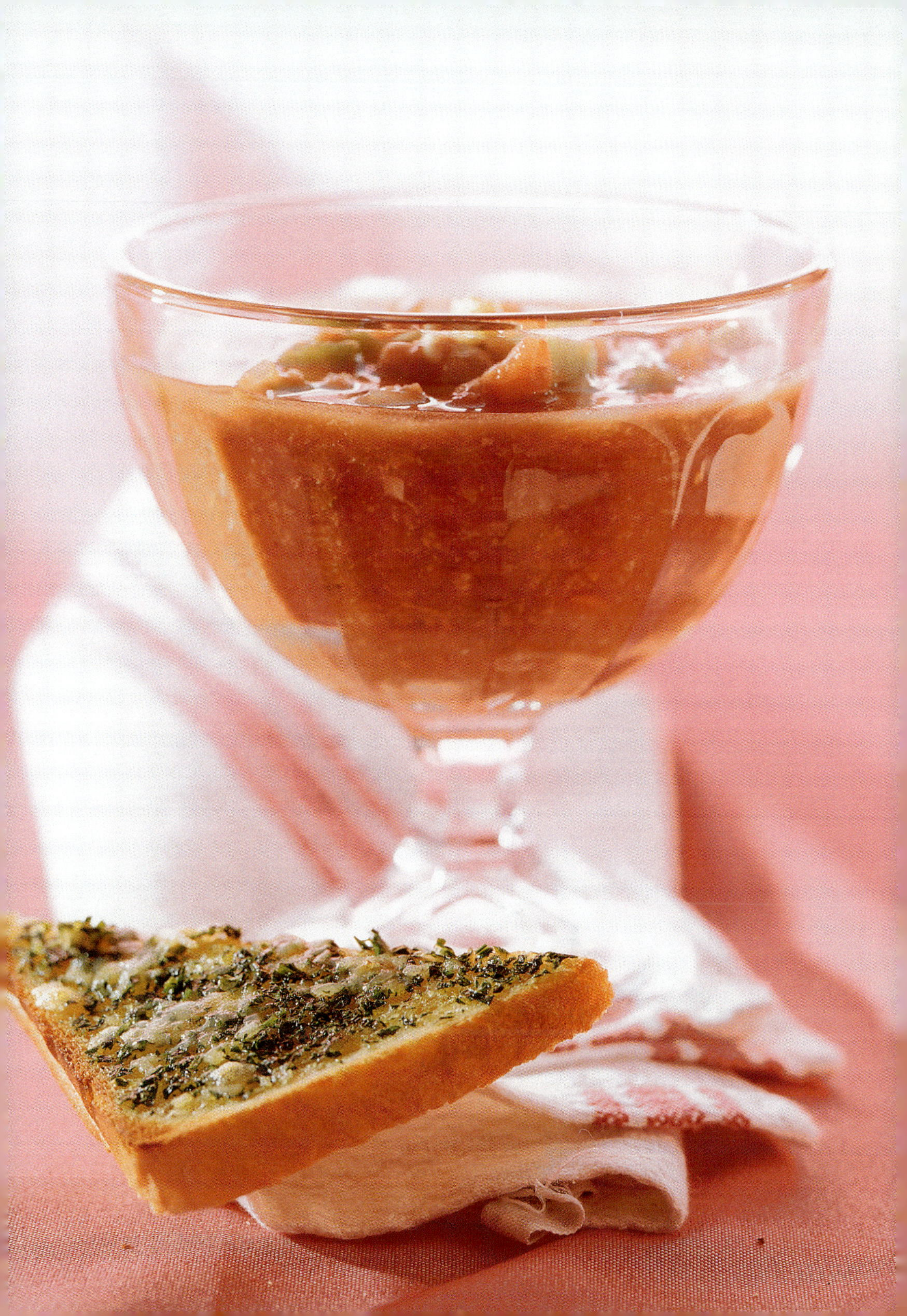

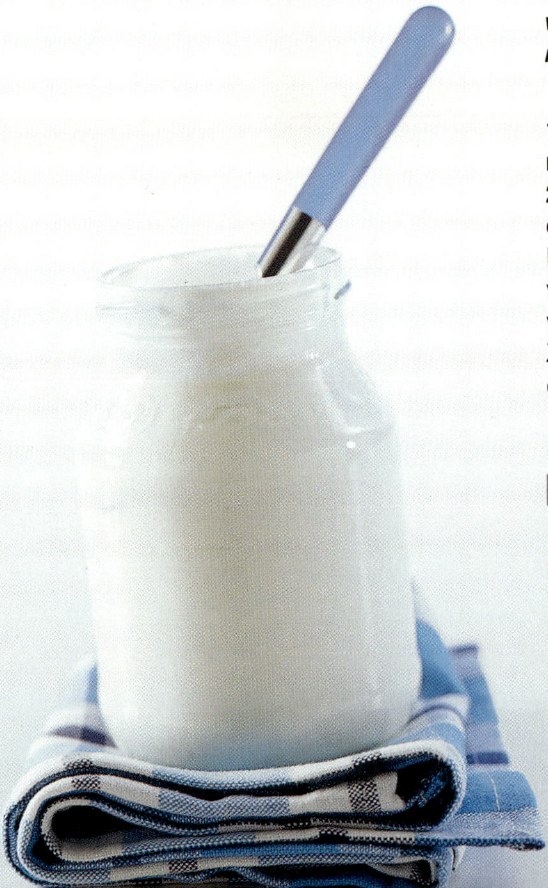

Frühstück

Fruchtiges Birchermüesli

60 g Birchermüesli-Flockenmischung
1 dl/100 ml Buttermilch
1 TL frisch gepresster Zitronensaft
1 kleiner Apfel
100 g Jogurt natur
1 EL geriebene Mandeln
1 EL Rosinen, in Wasser eingeweicht
1 kleine, reife Banane
150 g (Erd-)Beeren
wenig Schlagrahm/süße Schlagsahne, nach Belieben

1. Die Flockenmischung in der Buttermilch 10 Minuten einweichen.
2. Den Apfel halbieren, das Kerngehäuse entfernen, die Fruchthälften auf der Bircherreibe zur Flockenmischung reiben, vermengen. Die Banane schälen und würfeln, zusammen mit den restlichen Zutaten unterrühren. Nach Belieben mit einem Rahmtupfer garnieren.

Zwischenmahlzeit (pro Person)

150 g Saisonfrüchte, z. B. Aprikosen, Kirschen, Beeren, Birnen

Mittagessen

Spinatsalat mit Croûtons

100 g junger Spinat oder Blattsalat
einige Radieschen
1 Scheibe Brot
1 TL Butter
1 kleine Knoblauchzehe
1 EL Sonnenblumenkerne, trocken geröstet

Sauce
2 EL Jogurt natur
1 EL Rotweinessig
1 TL Akazienhonig
Kräutermeersalz
Pfeffer, frisch gemahlen
1 EL Olivenöl nativ extra
1 EL fein gehackte Petersilie

1. Den Spinat waschen und trocken schleudern. Die Radieschen in feine Scheiben schneiden.
2. Das Brot in kleine Würfel schneiden. Die Butter in einer Bratpfanne zerlassen, geschälte Knoblauchzehe dazupressen und kurz dünsten. Die Brotwürfelchen zugeben und knusprig rösten, auf einen Teller geben.
3. Die Sauce zubereiten. Die Petersilie unterrühren.
4. Den Spinat und die Radieschen mit der Sauce vermengen, anrichten. Die Sonnenblumenkerne und die Brotwürfelchen über den Salat verteilen.

Saisontipp
Marktfrischen Blattsalat statt Spinat verwenden. Radieschen durch Tomatenwürfelchen ersetzen.

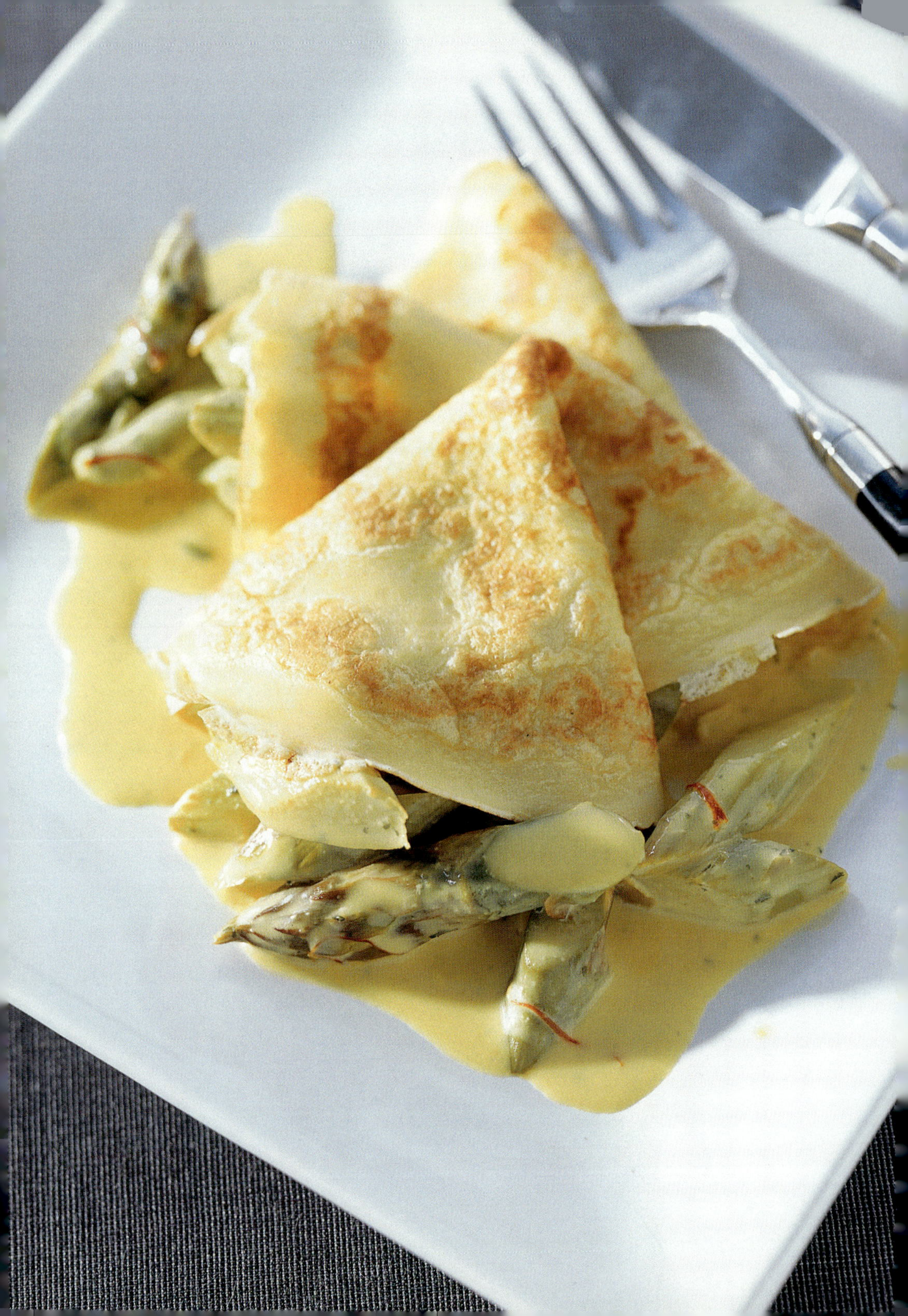

Mittagessen

Crêpes mit Spargel an Safransauce

Teig
2 dl/200 ml Milch
2 Freilandeier
1 Prise Meersalz
60 g Halbweißmehl/Weizenmehl Typ 750

Füllung
500 g grüner Spargel
1 dl/100 ml Gemüsebrühe
1/2 dl/50 ml dl trockener Weißwein
einige Safranfäden
1,5 dl/150 g Rahm/süße Sahne
Pfeffer, frisch gemahlen
Meersalz

wenig Maiskeimöl zum Braten

1. Die Milch mit den Eiern und dem Salz verquirlen. Das Mehl beifügen und zu einem glatten Teig rühren. Zugedeckt mindestens 30 Minuten stehen lassen.
2. Das untere Drittel der Spargelstangen schälen, das Ende kappen, Stangen in 2 bis 3 cm lange Stücke schneiden. In einem Topf Gemüsebrühe, Weißwein und Safranfäden erhitzen, die Spargelstücke beifügen und etwa 10 Minuten leicht köcheln lassen. Sobald der Spargel knapp weich ist, den Rahm unterrühren und mit Pfeffer und Salz abschmecken. Noch 5 Minuten cremig einkochen lassen.
3. In einer beschichteten Bratpfanne wenig Maiskeimöl nicht zu stark erhitzen. Aus dem Teig etwa 4 Crêpes ausbacken. Immer wieder ein paar Tropfen Öl in die Pfanne geben. Die Crêpes warm stellen.
4. Das Spargelgemüse auf die Crêpes verteilen, zweimal falten. Sofort servieren.

Dessert (pro Person)

1 Birne oder
andere Saisonfrüchte

Zwischenmahlzeit (pro Person)

1 Apfel-Muffin
1 Becher (180 g) Jogurt natur

Abendessen

Gemüse Szechuan

1 gelbe Peperoni/Paprikaschote, 200 g
1/2 kleiner Chinakohl, 150 g
1–2 Karotten, 150 g
5 Shiitake-Pilze, 50 g
1 Knoblauchzehe
1 kleine Frühlingszwiebel
1 EL Maiskeimöl
1/2 TL frisch geriebener Ingwer
ca. 1,5 dl/150 ml Gemüsebrühe

Sauce
1 EL Sojasauce
1 TL Apfelessig
1 TL Zucker
1/2 TL Speisestärke, z. B. Maisstärke, Pfeilwurzelmehl
1 Prise Meersalz
1 Prise Szechuanpfeffer, frisch gemahlen
1 Msp Sambal Oelek, nach Belieben

1. Die Peperoni vierteln, den Stielansatz und die Kerne entfernen. Die Viertel quer in Streifen schneiden. Beim Chinakohl den Strunk wegschneiden, den Kohl quer in 1 bis 2 cm breite Streifen schneiden. Die Karotte schälen und in Stäbchen schneiden. Die Pilze putzen, nicht wässern, in Streifen schneiden. Den Knoblauch schälen und fein hacken. Die Zwiebel schälen und in feine Ringe schneiden.
2. Das Öl in einer großen beschichteten Bratpfanne oder im Wok erhitzen. Den Knoblauch und die Zwiebeln darin andünsten. Gemüse, Pilze und Ingwer beifügen, kurz rührbraten, die Gemüsebrühe angießen. Unter Rühren etwa 5 Minuten dünsten.
3. Sämtliche Zutaten für die Sauce verrühren, zum Gemüse geben. 2 Minuten köcheln lassen.

Abendessen

Sesam-Kartoffeln

3 mittelgroße Kartoffeln, etwa 400 g
wenig Maiskeimöl
Meersalz
weiße und schwarze Sesamsamen

1. Den Backofen auf 200 °C vorheizen.
2. Die Kartoffeln gut waschen und ungeschält der Länge nach halbieren. Auf ein Backblech legen. Die Schnittfläche mit etwas Öl bepinseln und mit Sesamsamen bestreuen.
3. Die Kartoffeln in der Mitte des vorgeheizten Backofens bei 200 °C rund 25 Minuten backen.

Tipp
Schwarze Sesamsamen und Sambal Oelek werden vorzugsweise in der chinesischen und in der japanischen Küche verwendet. Sie sind in Asienläden erhältlich.

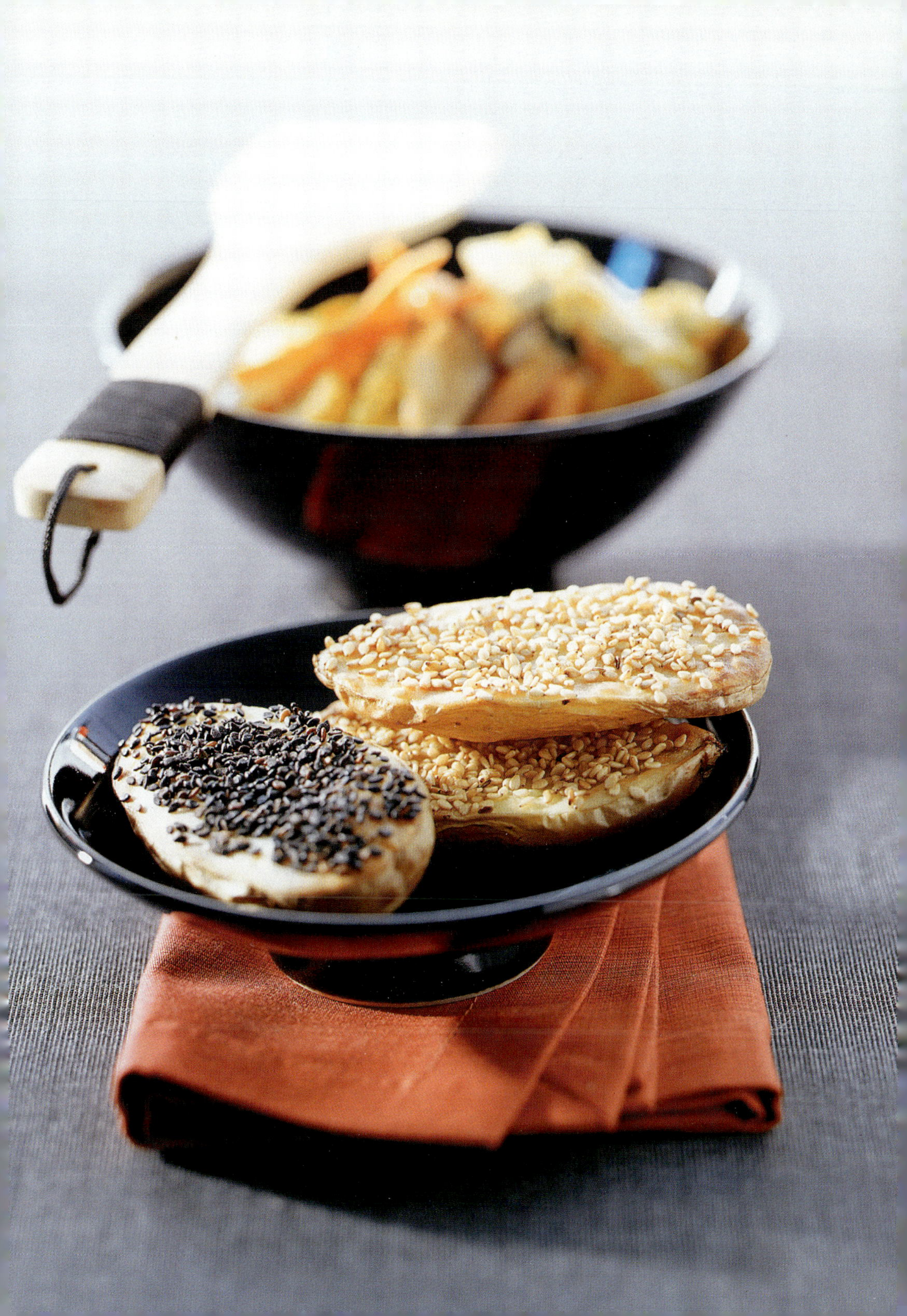

Frühstück (pro Person)

1 Portion Fruchtsalat aus 150 g Saisonfrüchten, klein geschnitten
1 Becher (180 g) Jogurt natur
1 Vollkornzöpfchen
wenig Butter
wenig Honig oder Konfitüre, nach Belieben

Zwischenmahlzeit

Vitamindrink

3,5 dl/350 ml Orangensaft, möglichst frisch gepresst
2 dl/200 ml Karottensaft, möglichst frisch gepresst
einige Tropfen kalt gepresstes Weizenkeimöl

1. Sämtliche Zutaten verquirlen, in zwei Gläser füllen. Nach Belieben mit einer Orangenscheibe garnieren. Sofort servieren.

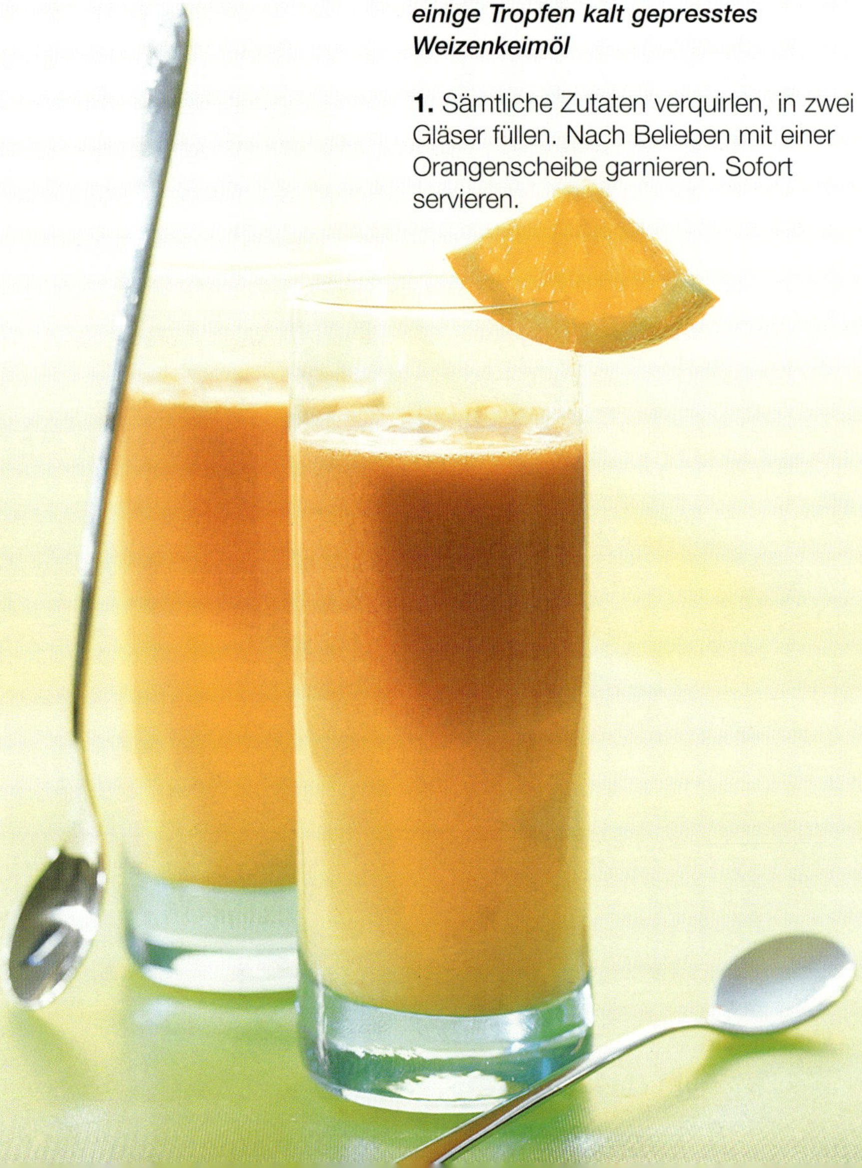

Mittagessen

Frühlingssalat mit Radieschen und Bärlauchvinaigrette

50 g Löwenzahnblätter
50 g Pflücksalat
50 g junger Spinat
2 Radieschen

Sauce
1 EL Rotweinessig
3 EL Wasser
Kräutermeersalz
Pfeffer aus der Mühle
2 EL Olivenöl nativ extra
1 EL fein geschnittener Bärlauch

1. Löwenzahn, Pflücksalat und Spinat waschen, trocken schleudern. Die Radieschen in feine Stäbchen oder Scheiben schneiden.
2. Die Sauce zubereiten.
3. Den Salat und die Radieschen mit der Sauce vermengen.

Variante
Den Bärlauch durch fein geschnittenen Schnittlauch ersetzen.

Mittagessen

Kalbfleisch mit Gemüse und Gorgonzolasauce

1 große Karotte
2 Stängel Stangen-/Staudensellerie
300 g Kalbfleisch zum Kurzbraten, klein gewürfelt
Meersalz
Pfeffer, frisch gemahlen
1 TL Bratbutter/Butterschmalz
1 dl/100 ml trockener Weißwein
75 g Mascarpone-Gorgonzola

1. Die Karotte schälen, beim Stangensellerie grobe Fasern abziehen, beide Gemüse in sehr kleine Würfel schneiden.
2. Das Kalbfleisch in der Bratbutter scharf anbraten. Wenig Mehl darüber streuen. Mit Salz und Pfeffer würzen. In eine Schüssel umfüllen.
3. Den Bratsatz mit dem Wein auflösen, wenig einkochen lassen.
4. In einer zweiten Pfanne die Gemüsewürfelchen in wenig Wasser knapp weich garen, in die Fleischpfanne geben. Mascarpone-Gorgonzola beifügen, unter Rühren schmelzen lassen. Das Fleisch beifügen, nur noch heiß werden lassen. Mit Salz und Pfeffer abschmecken.
5. Das Kalbfleisch mit dem Gemüse anrichten. Den Reis (siehe folgende Seite) mit einem Eisportionierer abstechen. Anrichten.

Mittagessen

Reisköpfchen

1 TL Olivenöl nativ extra
1 kleine Schalotte
80 g Naturreis
20 g Wildreis
1/2 dl/50 ml trockener Weißwein
3 dl/300 ml Wasser

1. Die Schalotte schälen und fein hacken, im Öl andünsten. Den Reis beifügen und kurz mitdünsten. Mit dem Weißwein und dem Wasser aufgießen, aufkochen und bei schwacher Hitze rund 20 Minuten köcheln lassen. Auf der ausgeschalteten Wärmequelle zugedeckt 20 Minuten nachquellen lassen.

Dessert (pro Person)

150 g Saisonfrüchte, z. B. Kirschen, Beeren, Aprikosen

Zwischenmahlzeit (pro Person)

1 Rosinenbrötchen
1 Becher (150 g) Früchtequark

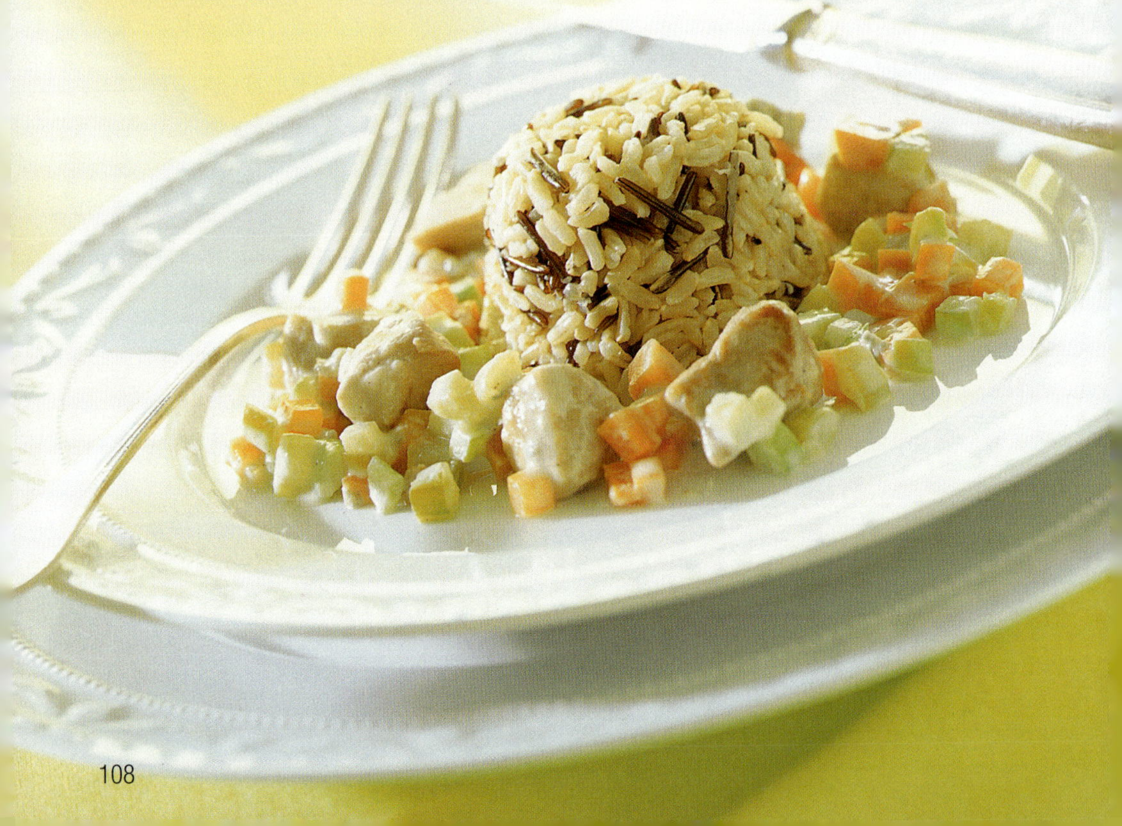

Abendessen

Sommerlicher Teigwarensalat

120 g Vollkornteigwaren,
z.B. Farfalle, Orecchiette
100 g Kefen/Zuckerschoten
100 g Brokkoli
1/2 kleiner gelber Zucchino
1–2 kleine Tomaten
80 g Mozzarellaperlen
wenig Parmesan, nach Belieben

Sauce
2 EL schwach gewürzte Gemüsebrühe
1 EL Sauerrahm/saure Sahne
1 EL Weißweinessig
1 TL weißer Balsamico-Essig
1 TL Senf
Meersalz
Pfeffer, frisch gemahlen
2 EL Olivenöl nativ extra
einige Basilikumblätter

1. Die Teigwaren in reichlich Salzwasser al dente kochen, in ein Sieb abgießen, mit kaltem Wasser abschrecken.
2. Den Brokkoli in kleine Röschen teilen. Den Zucchino der Länge nach vierteln und in Würfel schneiden. Bei den Kefen den Stielansatz entfernen, die Fäden abziehen. Sämtliches Gemüse in einem Dampfkörbchen knapp weich garen.
3. Bei den Tomaten den Stielansatz entfernen, die Früchte würfeln.
4. Sauce zubereiten. Fein geschnittenes Basilikum zugeben.
5. Die Teigwaren und das Gemüse mit der Sauce vermengen. Nach Belieben einige sehr feine Parmesanspäne über den Salat streuen.

Saisontipp
Frühlingsgemüse wie Spargel oder Bundkarotten verwenden.

Vollkornbrötchen

für 12–14 Brötchen

500 g feines Dinkelvollkornmehl
1/2 EL (10 g) Meersalz
2 EL gemahlene Gewürzmischung, z. B. Fenchel, Koriander, Anis, Mischung nach Belieben
20 g Frischhefe
3 dl/300 ml lauwarmes Wasser
1 TL Akazienhonig

1. Etwa 350 g Mehl, Salz und Gewürze in einer großen Schüssel mischen. In die Mitte eine Mulde drücken.
2. Die Hefe in einigen Esslöffeln Wasser und dem Honig auflösen, das restliche Wasser unterrühren, in die Mulde gießen. Alles zu einem Teig zusammenfügen. Von Hand mindestens 15 Minuten gut kneten (5 Minuten mit der Küchenmaschine, zusätzlich 5 Minuten von Hand). Restliches Mehl auf die Arbeitsfläche streuen, je nach Feuchtigkeit einarbeiten.
3. Aus dem Teig eine Kugel formen und diese mit Wasser bepinseln. In die Schüssel legen, zudecken. Den Teig an einem warmen Ort auf das doppelte Volumen aufgehen lassen.
4. Den Backofen auf 220 °C vorheizen.
5. Den Teig nochmals durchkneten. In 12 bis 14 gleich große Portionen teilen. Kugeln formen und diese mit genügend Abstand auf mit Backpapier belegte große Backbleche legen. Nochmals 10 Minuten gehen lassen.
6. Brötchen 10 Minuten bei 220 °C und weitere 5 Minuten bei 180 °C backen. Nach dem Backen mit Wasser besprühen, damit sie schön knusprig werden.

Vollkornzöpfchen

für 6 Zöpfchen

10 g Frischhefe
1,5 dl/150 ml warme Milch
250 g sehr feines Weizen- oder Dinkelvollkornmehl
50 g Akazienhonig
1 Freilandei
1 Prise Meersalz
50 g weiche Butter

1. Die Hefe in der Milch auflösen. Mehl, Honig, Ei und Salz beifügen und gut vermengen. Zuletzt die Butter zugeben. Den Teig mit dem Knethaken eines Handrührgerätes ausgiebig zu einem homogenen, elastischen Teig kneten. Den Teig in einer zugedeckten Schüssel an einem warmen Ort auf das doppelte Volumen aufgehen lassen.
2. Teig auf der gut gemehlten Arbeitsfläche von Hand nochmals durchkneten, eventuell etwas Mehl einkneten. Der Hefeteig soll feucht sein, er darf aber nicht kleben.
3. Den Backofen auf 180 °C vorheizen.
4. Den Teig in 6 Portionen teilen. Jede Portion dreiteilen und daraus möglichst lange Stränge formen/drehen, Zöpfchen flechten. Nochmals 10 Minuten gehen lassen.
5. Die Zöpfchen im vorgeheizten Ofen bei 180 °C 20 bis 25 Minuten backen.

Tipp
Die Zöpfchen können auch tiefgekühlt werden. Aus dem Teig kann auch ein großer Zopf geflochten werden.

Rosinenbrötchen

für 12 Brötchen

300 g Weizen- oder Dinkelvollkornmehl
1/2 TL Meersalz
1/2 TL Zimtpulver, nach Belieben
2 dl/200 ml lauwarme Milch
1 TL Honig
10 g Frischhefe
25 g weiche Butter
4 EL Rosinen, in Wasser eingeweicht

1. Mehl, Salz und Zimtpulver in einer großen Schüssel mischen. In die Mitte eine Mulde drücken.
2. Den Honig und die Hefe in der lauwarmen Milch auflösen, in die Mulde gießen, zu einem glatten Teig zusammenfügen, die Butter zugeben und kräftig einkneten. Die Schüssel zudecken. Den Teig an einem warmen Ort auf das doppelte Volumen aufgehen lassen.
3. Den Backofen auf 200 °C vorheizen.
4. Die abgetropften Rosinen mit Küchenpapier trocken tupfen, mit Mehl bestäuben – dann verteilen sie sich besser im Teig und sinken nicht nach unten. Die Rosinen in den Teig kneten, diesen in 12 Portionen teilen und daraus Brötchen formen. Auf ein mit Backpapier belegtes großes Backblech legen und nochmals 15 Minuten gehen lassen.
5. Die Rosinenbrötchen im vorgeheizten Backofen 15 Minuten bei 200 °C und weitere 5 Minuten bei 180 °C backen.

Apfel-Muffins

für ca. 15 Muffins

100 g Weizen- oder Dinkelvollkornmehl
150 g Halbweißmehl/ Weizenmehl Typ 750
50 g geriebene Mandeln
1 EL phosphatfreies Backpulver
1/2 TL Meersalz
1 TL Zimtpulver
1/2 TL Kardamompulver
2 Freilandeier
125 g Birnendicksaft
1,5 dl/150 ml Maiskeimöl
2 Äpfel
1 unbehandelte Zitrone, Schale und Saft davon
50 g Rosinen, in Wasser eingeweicht

1. Mehle, Mandeln, Backpulver, Salz und Gewürze in einer Schüssel mischen.
2. Eier, Birnendicksaft und Maiskeimöl in einer zweiten Schüssel mit dem Handrührgerät glatt rühren, zum Mehl geben und verrühren.
3. Die Äpfel schälen, halbieren und entkernen, die Fruchthälften grob raspeln. Zusammen mit Zitronenschale und -saft sowie Rosinen unter den Teig rühren.
4. Den Backofen auf 180 °C vorheizen.
5. Ein Muffin-Backblech mit Papierförmchen auslegen. Ohne Förmchenblech 2 bis 3 Papierförmchen ineinander stecken und auf ein großes Backblech stellen.
6. Den Teig in die Förmchen verteilen. Die Muffins im vorgeheizten Backofen bei 180 °C rund 25 Minuten backen.

Autorinnen

Carine Buhmann
ist diplomierte Gesundheitsberaterin UBG und Fachfrau für Ernährungsfragen. Sie hält Vorträge und erteilt Kochkurse für Einsteiger. Daneben ist sie im Ausbildungs- und Fortbildungswesen für Fachleute im Ernährungs- und Gesundheitsbereich tätig.

Theres Berweger
ist diplomierte Hauswirtschaftslehrerin und Gesundheitsberaterin. Sie gibt Kochkurse und hält Vorträge über gesunde Ernährung.